DK泡沫轴

练习

FOAM ROLLER EXERCISES

作者 〔美〕山姆·伍德沃斯

译者 汪黎明 廖远朋

北京科学技术出版社

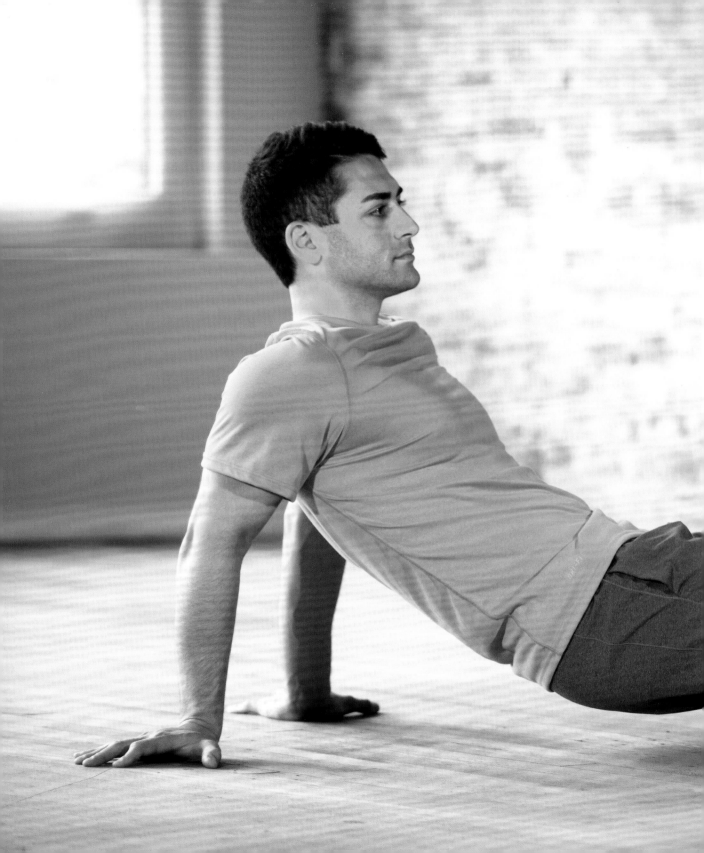

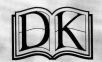

DK泡沫轴
练习

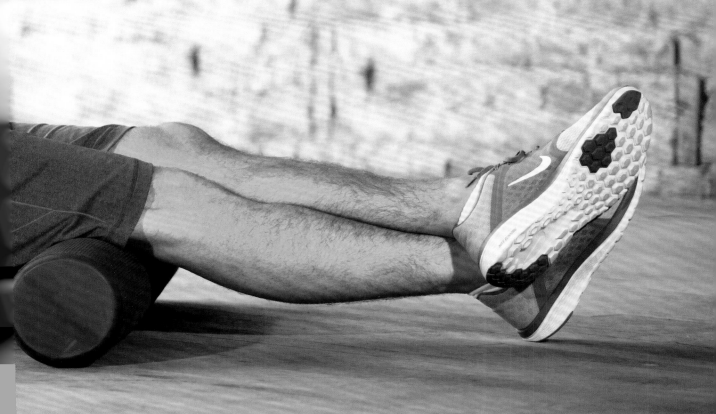

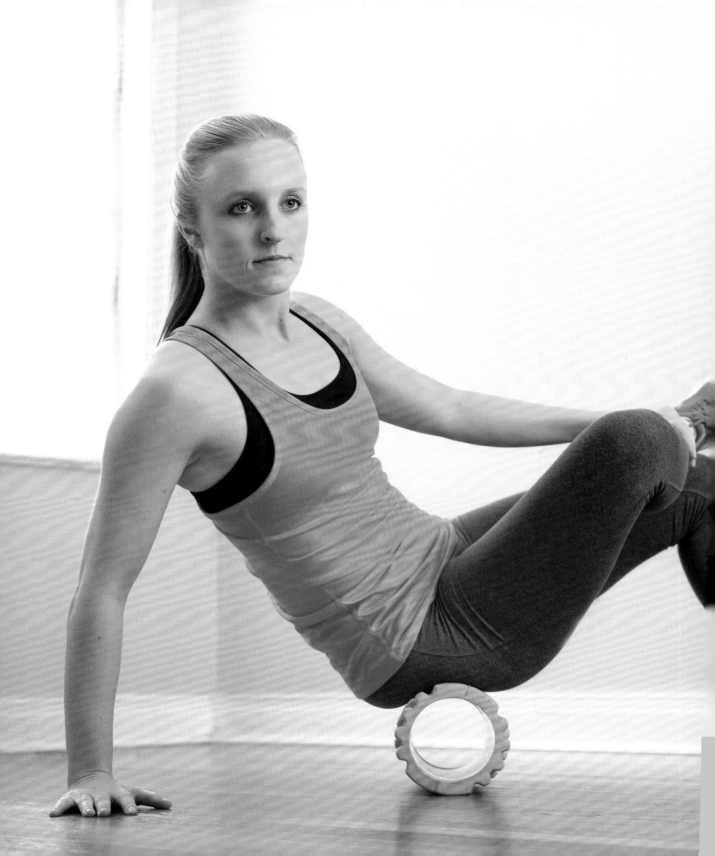

前　言

　　想象一下，健康的感觉就像一个装满水的桶仍能移动自如，这才是你应有的生活工作方式。然而，你是否像大多数人一样，在运动时经常感到自己身体功能失调和紧张？

　　日常不良的生活习惯会使身体失衡，削弱肌肉系统——就像桶上破了个洞。如果身体存在平衡能力差、疼痛、活动受限和紧张僵硬的问题，那么泡沫轴练习将使你获益。

　　对那些从前身体灵活且动作敏捷如今却久坐、肌肉紧张的人而言，泡沫轴和其他锻炼工具都可以用来缓解疲劳，抵消由于8小时久坐、双班交替工作的久站或慢跑5千米带来的负面影响。通过泡沫轴练习可以增加身体灵活性，促进损伤愈合，改善脊柱的对线，提高身体觉察性。

　　本书包含60个循序渐进的练习和26个练习方案，向你展示如何使用泡沫轴来处理因职业和业余活动所产生的负面影响。

　　不要让生活方式损伤你的肌肉——利用这本书中的方法来帮你堵上水桶的漏洞，恢复身体最健康、最舒适、最柔韧的状态。

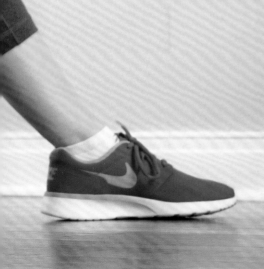

目　录

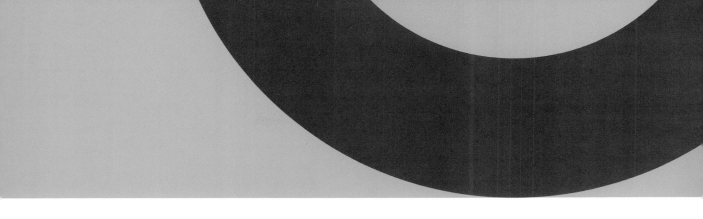

1 泡沫轴基础

为什么使用泡沫轴

泡沫轴是一种对大众健康十分有益的多功能工具。泡沫轴既可以作为深层组织的"按摩师"，又可以用作增强力量和保持身体协调稳定的小工具。

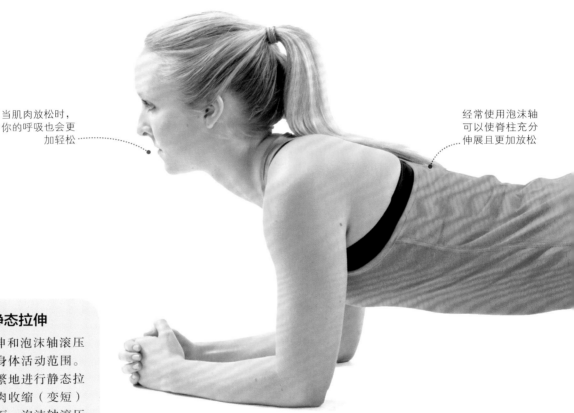

当肌肉放松时，你的呼吸也会更加轻松

经常使用泡沫轴可以使脊柱充分伸展且更加放松

泡沫轴与静态拉伸

　　静态拉伸和泡沫轴滚压都可以增加身体活动范围。但长时间频繁地进行静态拉伸会降低肌肉收缩（变短）的能力。然而，泡沫轴滚压可以增强肌肉灵活性，同时还能帮助肌肉保持良好的伸展和收缩能力。

缓解疼痛

　　肌肉超负荷收缩会导致疼痛、失衡和触发点出现，使用泡沫轴去按摩松解身体的软组织可以改善循环、缓解疼痛。

改善姿势和调整体态

　　生活方式会影响肌肉状态，导致它们长期处于一种被动拉伸或收缩的状态，泡沫轴滚压有助于恢复肌肉平衡和脊柱对线以保持良好姿势。

选择泡沫轴的更多理由

1 经济实惠
泡沫轴的设备花费少，不用办理健身房会员，也不用请私人教练指导。

2 不限场地
泡沫轴轻便且易于存放，可以在家、健身房甚至室外使用。

3 独立完成
不需要教练或锻炼伙伴的帮助，只需要一个宽敞的空间就能完成练习。

4 非运动员专属
泡沫轴可以使所有人的运动能力和生活方式获益，从上班族到全职父母。

5 用途广泛
虽然泡沫轴被认为是一种按摩工具，但它也可以给你的健身计划带来一些挑战。

6 缓解压力
泡沫轴可以消除结节和疼痛，帮你在辛苦一天后得到放松，如同做了深层组织按摩。

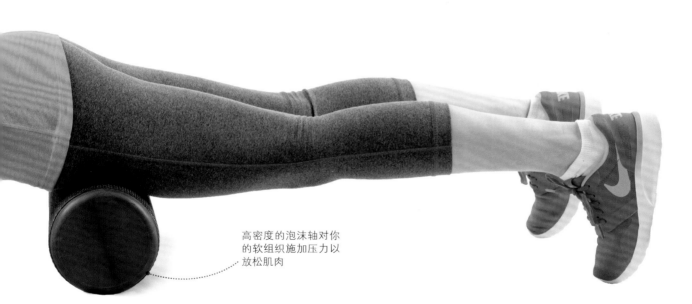

高密度的泡沫轴对你的软组织施加压力以放松肌肉

促进恢复

受伤或过度运动后引起的肌纤维损伤会导致肌肉紧张，使用泡沫轴滚压肌肉可以松解瘢痕粘连，改善肌肉僵硬状态，加速恢复。

提升本体感觉

运动过少会让肌肉力量减弱、本体感觉迟钝，规律地使用泡沫轴锻炼和按摩可以促进提升身体本体感觉水平。

增强体力

肌肉强健的身体功能更强，也更无痛。泡沫轴可以成为一种增强身体核心力量的训练工具，同时也能对四肢进行锻炼和按摩。

使用泡沫轴按摩

生活习惯和行为方式会影响肌肉的使用和运动，经常引发疼痛和功能障碍。使用泡沫轴和其他按摩工具可以缓解身体软组织的紧张，恢复正常的运动功能。

为什么身体需要按摩

从事的职业、健康水平和日常习惯会影响骨骼状态和神经肌肉系统。受姿势的影响，无论是久坐还是久站，骨骼和软组织都保持在一定的位置。这会导致肌肉群互相拉扯，一部分肌肉过度收缩而产生紧张，另一部分肌肉肌力太弱而被拉伸。这种失衡的肌肉系统会降低身体的灵活性和运动质量。

肌筋膜与运动的联系

失衡的肌肉系统影响着筋膜——这种柔软的软组织网络维持并连接着身体的每个结构——肌肉尤其受肌筋膜影响。当肌筋膜处于静态时，它会变硬，但在机械应力下，它会更具流动性。健康的肌筋膜让肌肉在灵活高效地工作的同时还能在体内保持在适当的位置。

然而，在压力下肌筋膜会增厚，从而导致身体姿势和肌肉持续处于失衡状态。例如，从未完全牵伸的胸肌会出现短缩，从而引起肌筋膜粘连，会导致胸肌紧张僵硬（活动受限）。

硬化的肌筋膜会挤压肌纤维，导致血液和氧气循环不良。受限的肌肉也会限制你的运动范围，并造成身体呈紧张状态。

使用泡沫轴来恢复

使用泡沫轴和其他工具按摩肌肉可以放松肌筋膜，使肌纤维内的结构能够接受含氧丰富的血液，这种技术称为自我肌筋膜松解（self-myofascial release, SMR）。按摩软组织可以松解粘连并使其恢复柔韧。经常进行SMR，可以恢复筋膜的平滑度，改善血液循环，减少疼痛，增加整体关节活动范围。

什么是结节?

结节（也称为触发点）是肌肉纤维中形成的小的疼痛点。肌肉纤维收缩的部分是肌小节，肌小节过度工作并持续保持在血液循环受阻和收缩的状态就会形成结节。在同一个肌肉点有数以百计的肌小节收缩便会形成一个结节。使用较小的滚动工具（例如长曲棍球或网球）直接按摩结节处即可松解结节，从而恢复血液流动并减轻疼痛。

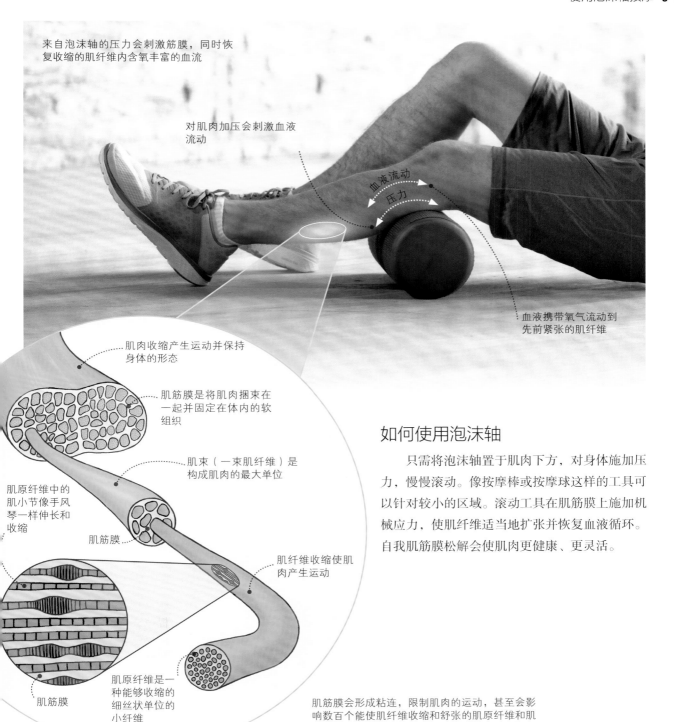

来自泡沫轴的压力会刺激筋膜，同时恢复收缩的肌纤维内含氧丰富的血流

对肌肉加压会刺激血液流动

血液流动

压力

血液携带氧气流动到先前紧张的肌纤维

肌肉收缩产生运动并保持身体的形态

肌筋膜是将肌肉捆束在一起并固定在体内的软组织

肌束（一束肌纤维）是构成肌肉的最大单位

肌原纤维中的肌小节像手风琴一样伸长和收缩

肌筋膜

肌纤维收缩使肌肉产生运动

肌原纤维是一种能够收缩的细丝状单位的小纤维

肌筋膜

如何使用泡沫轴

只需将泡沫轴置于肌肉下方，对身体施加压力，慢慢滚动。像按摩棒或按摩球这样的工具可以针对较小的区域。滚动工具在肌筋膜上施加机械应力，使肌纤维适当地扩张并恢复血液循环。自我肌筋膜松解会使肌肉更健康、更灵活。

肌筋膜会形成粘连，限制肌肉的运动，甚至会影响数百个能使肌纤维收缩和舒张的肌原纤维和肌小节。

泡沫轴的更多益处

泡沫轴也可以作为力量训练的工具。用泡沫轴训练会使运动更高效，也有助于改善姿势和平衡。

增强核心力量

使用泡沫轴的过程会带来不稳定性，这些不稳定因素需要关节和更深层的肌肉参与以帮助保持平衡。这会加强核心肌群的参与。通过增加泡沫轴的使用，通常在掌握了稳定平面上的某些运动后，添加一个泡沫轴会使保持姿势更具挑战性。记住保持下背部处于静态收缩，保持脊柱呈中立位，这样你的练习就是安全有效的。

改善本体感觉

无论你是很少活动还是运动灵敏，使用泡沫轴都可以改善本体感觉。自我肌筋膜松解练习能唤醒并提高感觉输入能力，核心力量强化练习也需要你的关节和肌肉的协调作用。这两种类型的运动都会传导肌肉中的信号，从而向大脑提供信息，使你的身体以特定的方式运动。你会学习提高空间感、自然地平衡并缩短反应时间。

🔵 瑜伽辅具

你可以在一些瑜伽动作练习中使用泡沫轴，也可以在需要额外松解关节的不适姿势中使用。还可以把泡沫轴放在地上，用它来帮助你保持平衡。

弓步扭转式
泡沫轴的使用可以协助调整扭转姿势，降低动作难度，这个拉伸动作是旋转练习的一大补充。

婴儿式
在流行的婴儿式中使用泡沫轴，将它置于大腿和小腿之间，以防止过伸和膝关节不适。

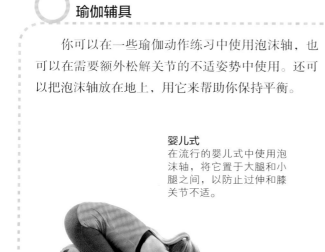

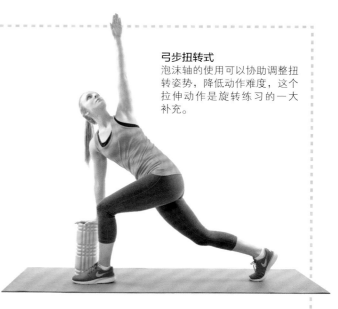

改善姿势和调整体态

　　整天坐在车里或办公桌前，低头看手机或敲击键盘都会破坏健康自然的姿势。定期的泡沫轴滚压可以恢复软组织的柔韧性，使肌肉群更有效率地伸展和收缩。平衡和柔韧的肌肉使身体保持健康的姿势，使骨骼保持无痛对线，从而得到放松。

　　你也可以把泡沫轴当作一种"反应"工具来增强较弱的肌肉力量，并通过在特定运动过程中使用泡沫轴以保持良好的体态。如果泡沫轴掉落或过度移动，你可以测知较弱的肌肉被较强的肌肉代偿，这种反馈方法教会身体在更优化的模式下进行工作，从而调整脊柱和稳定姿势。

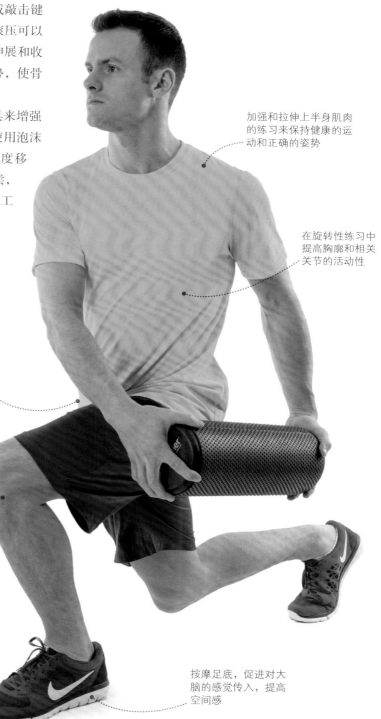

加强和拉伸上半身肌肉的练习来保持健康的运动和正确的姿势

在旋转性练习中提高胸廓和相关关节的活动性

在多种体位下进行下半身运动训练可以增加髋部的稳定

强化关节周围肌肉以减少膝关节病变和功能障碍的发生

按摩足底，促进对大脑的感觉传入，提高空间感

高效滚动

为了获得最佳的滚动放松体验，以及保证使用泡沫轴的安全性，在滚压中保持正确的姿势和呼吸模式是非常重要的。同时保持身体反应觉察也十分关键。

监控你的身体反应

使用泡沫轴或其他滚动工具进行自我肌筋膜松解需要关注身体在整个过程中的反应。泡沫轴滚压中应该出现"好"的疼痛，既不痛苦也不费力。大多数练习建议进行20~30秒的滚动，但只要自身可以耐受，可以根据身体情况来决定练习强度。一段时间的松解可以让肌肉放松、恢复活力和柔韧。

疼痛评分

使用泡沫轴产生1~3范围内的疼痛。

不断调整的压力使练习只产生轻微不适。

0　1　2　3　4　5

SMR滚动要点

- 保持均匀呼吸
- 缓慢滚动
- 尽可能地放松肌肉
- 如疼痛剧烈，请停止滚动

训练动作

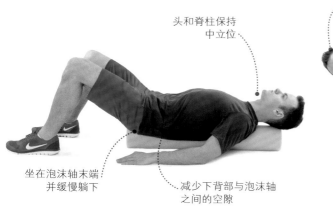

头和脊柱保持中立位

坐在泡沫轴末端并缓慢躺下

减少下背部与泡沫轴之间的空隙

仰卧
练习中躺在泡沫轴上来确定你要调整的部位。躯干的上背部和下背部应该始终与泡沫轴保持接触。

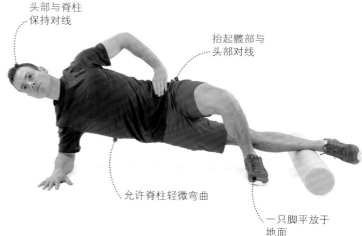

头部与脊柱保持对线

抬起髋部与头部对线

允许脊柱轻微弯曲

一只脚平放于地面

侧卧
用身体一侧接触泡沫轴的动作进行练习。用腿和前臂作为进行运动的支撑点。

◯ 有意识的呼吸练习

正确的呼吸对保持放松状态非常重要，只有肌肉放松才能进行自我肌筋膜松解。有意识地深呼吸可以提高自身感知能力和控制特定肌肉产生收缩。

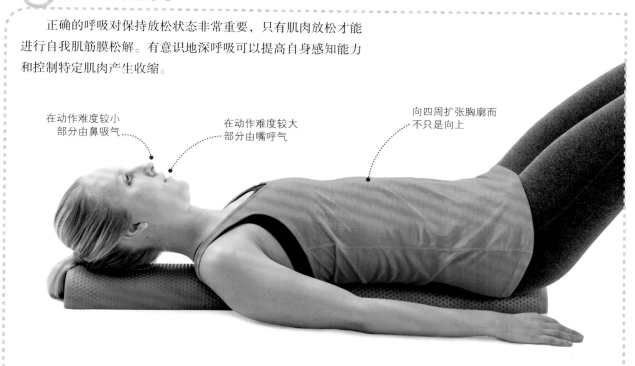

在动作难度较小部分由鼻吸气

在动作难度较大部分由嘴呼气

向四周扩张胸廓而不只是向上

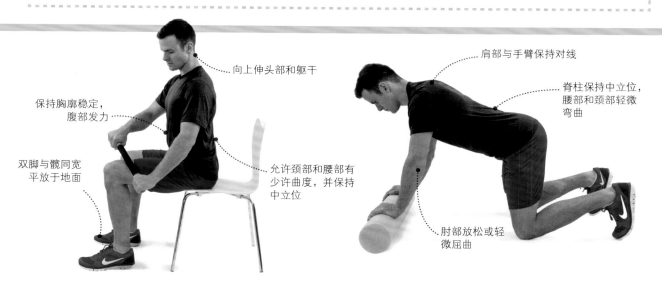

向上伸头部和躯干

保持胸廓稳定，腹部发力

双脚与髋同宽平放于地面

允许颈部和腰部有少许曲度，并保持中立位

肩部与手臂保持对线

脊柱保持中立位，腰部和颈部轻微弯曲

肘部放松或轻微屈曲

坐位
对于需要椅子的练习，一定要坐在椅子边缘。这个动作的要领是用尾骨接触椅面，躯干伸直。

跪位或平板支撑
用这个姿势使腹部参与许多核心运动。为了达到有效的练习，在手臂支撑时，通过手臂传导压力。

你还需要准备什么

本书中的练习并不需要昂贵或难以寻找的器材。你完全可以根据身体的觉察度、痛觉水平和总体目标来选择工具。

泡沫轴

泡沫轴有不同的形状、尺寸、质地和颜色。质地和密度会影响松解的程度，而不同大小和形状的泡沫轴能够更实际用于各种训练。你需要根据你的大体需求和训练目标来选择泡沫轴。当你刚开始进行基础的按摩、练习时，最好就选择使用一个简单的圆形泡沫轴。

长泡沫轴可以放松整个背部和头部

圆形泡沫轴
在可使用的各种长度和密度的泡沫轴型号中，这是最常用的一种产品。在本书中绝大部分的练习中都能应用。

半圆形泡沫轴
半圆形泡沫轴不会滚动，因此比圆形泡沫轴更稳定，并且在许多训练中能作为一个实用的支撑工具。

站立在弧形的一面能够训练你的平衡能力

小提示
在选择泡沫轴时，要考虑在如何不超过自己疼痛耐受范围，最大限度地扩大泡沫轴对软组织的机械应力刺激。可以从光滑的92厘米（36英寸）长圆形滚轴开始尝试。

纹理泡沫轴
这种进阶泡沫轴通过纹理提供更多施加在软组织上的压力点。额外的机械应力提供了额外的松解。

泡沫轴上的突起能够将力更深地渗入到肌筋膜内部

○ 选择适合的泡沫轴

没有哪种泡沫轴是万能的。最适合的泡沫轴是舒适有效而不会引起过多的疼痛的泡沫轴。在购买之前最好能够体验一下。

考虑以下因素：

1 形状

如果你想要放松大肌群或者想要更多地进行核心力量和平衡练习，可以选择圆形泡沫轴。如果在调整训练中对于使用泡沫轴来松解软组织的需求不大，可以选择半圆形滚轴作为训练辅助工具。

2 长度和直径

越长的泡沫轴虽然体积大，但是对背部练习来说会更好更稳定。稍短的泡沫轴难以控制但是对腿部练习来说更为适合。大部分泡沫轴长度是46或92厘米（18或36英寸），通常直径有

15厘米（6英寸）。而直径较小的泡沫轴更适合年龄较大的人群或接受物理治疗的患者。

3 材料和密度

选择密度多少的泡沫轴取决于疼痛耐受范围和期望松解的程度。标准泡沫轴使用的高密度泡沫材质可以达到适中的松解，而具有塑料内里的泡沫轴（通常是空心的）能提供更大的松解度。

4 质地

根据肌张力来选择泡沫轴的质地。表面不平、有规则突起的泡沫轴会给软组织增加额外的压力点。光滑表面的泡沫轴压力分布均匀，按摩会更加温和。

其他工具

本书中的一些训练和进阶动作包括运动球和按摩棒的使用，这些工具会为训练带来额外的控制和压力，这对于松解结节来说尤为重要。

其他需要的器材

瑜伽垫：多数训练需要在地面上完成，所以一个防滑瑜伽垫能让你的运动更加舒适安全。

椅子：如果你坐在椅子上或需要用手扶椅子来保持平衡，一些训练和动作变化会更加简单。

枕头：你可以通过借助枕头来减少颈肩紧张，或在地面进行一些旋转运动时，枕头可以在背部提供支撑。

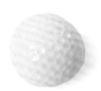

按摩球
坚硬的按摩球是放松触发点的关键，它们为紧张的肌肉提供了一个集中的应力点。本书的特色是介绍用按摩球进行定点松解练习。

按摩球

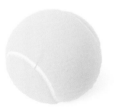

高尔夫球　　　网球

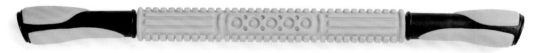

按摩棒
该工具比泡沫轴能提供更具针对性的松解。手持按摩棒，是很好的纠正练习姿势的方式，也有助于降低运动难度。

开始之前

在你使用这本书进行练习之前，花时间考虑一下你的需求是什么，哪些方案和运动更适合自己。有了正确的工具和合适的环境，就可以开始使用泡沫轴了。

评估你的需求

每个人都有自己的重复运动模式，这些模式会破坏身体的正常姿势，导致一些肌肉出现紧张和疼痛。明确自己的日常习惯和身体疼痛区域，选择最有益的运动和方案。

选择一个方案

本书在最后三章中，有26个根据实际需求划分的运动方案（每个方案包含5~10个练习）。一些涉及工作环境，另一些涉及体育活动。例如，如果你打网球，那么试试旋转运动方案。

习惯和影响	修复
整天伏案工作会使腿部、臀部和脊柱周围的大量肌肉超负荷工作，导致整个肌肉系统失衡。	在髋屈肌群、腘绳肌和胸部区域进行滚压并加强整个背部的肌力。松解上背部和肩部可能存在的结节。
超过1小时的驾驶就会使背部和肩部肌肉紧张，胸部肌肉缩短，此外还会造成腿部和臀部肌肉疲劳。	放松胸部肌肉以减轻紧绷感，加强上背部肌肉以改善姿势，按摩髋屈肌群和股四头肌。
低头看手机或平板电脑会造成颈前和胸前的肌肉短缩，同时使颈后和上背部的肌肉过度拉长。	滚压胸部、肩部和手臂以缓解紧张。你可能还需要解决由手持设备引起的前臂和手部的结节。
经常上举过头的动作使颈部和肩部肌肉过度拉伸，同时拉伤下背部，从而影响身体的协调性。	放松肩部和上背部肌肉，并通过选择训练来调整椎骨对位，恢复脊柱的正常排列。
长时间站立会使臀部和腿部僵硬、灵活性降低并引起足底筋膜炎。	按摩足底和滚压下肢，以改善僵硬关节的活动范围。同时加强核心和下肢肌群力量。
单肩扛重物会导致两侧肩部和臀部不对称，从而影响正常步态。	松解肩部和核心的肌群，特别是经常负重的一侧身体。多进行旋转运动来改善两侧身体的不平衡。

泡沫轴问与答

应该多久使用一次泡沫轴？

每周至少使用3次泡沫轴效果最佳。没有研究证明过多的自我筋膜松解会对身体有害。

每次运动应该花多长时间？

通常20~30秒就能使肌肉得到充分松解，只要你感觉很好，滚动的时间可长可短。

使用泡沫轴很疼！我做错了吗？

有一些不适是正常的，但不要超出你的疼痛耐受程度。一般来说，如果你不能保持舒适的呼吸，就需要减少滚动的压力。

我可以创建自己的方案吗？

当然可以，修改本书中的方案，根据自己的生活方式和实际情况来创建新的方案。明确你的主要需求，并选择5~10个练习。为了彻底松解，要首先进行泡沫轴滚压，然后进行有针对性的松解练习。

我能期待什么样的结果？

如果你经常进行正确的练习，那么可以缓解疼痛、改善姿势和增加之前受限关节的活动度。一次松解练习就会让你感觉更好，所以继续坚持下去。

我应该在什么时间使用泡沫轴？

只要有时间就可以使用，尤其是在运动之前和之后。睡前用泡沫轴滚一滚可以让你睡得更放松，睡醒后滚压一下会让身体更加有活力。

谁能从泡沫轴中获益？

从优秀运动员到上班族，任何人都可以从泡沫轴按摩中获益。

即使我的身体没有任何问题，也可以使用吗？

是的！预防对保持肌肉健康有至关重要的作用，因此要经常按摩以保持肌肉健康和灵活。

 滚动倒计时

- 在一个足够宽敞的空间使用泡沫轴，保证足够伸展你的手和脚。
- 束起长发，避免穿厚重或宽松的衣物。
- 在防滑的地面上进行练习。
- 如果需要站在泡沫轴上或者按摩足底，先脱下鞋。

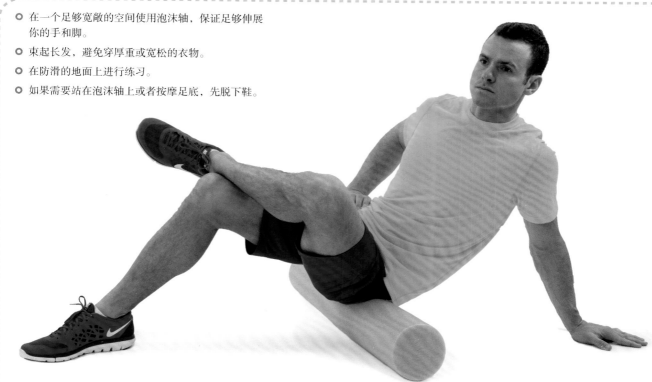

2 核心训练

平板支撑进阶

卷腹和仰卧起坐是很常见的动作，缺点是会加剧驼背现象，平板支撑是改善站立姿势的好方法。这个练习包括三个循序渐进的阶段：力量控制、标准姿势的维持和整体平板支撑质量的提高。

目标肌群

斜方肌、腹部、肩胛骨周围肌群的稳定性，加强这些肌肉会使身体更加稳定和高效。

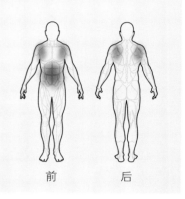

前　　　　后

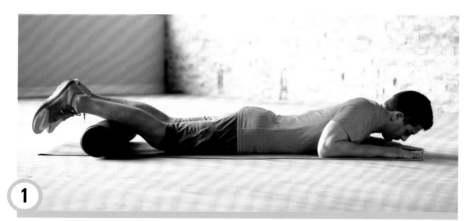

① 俯卧在平面上，将泡沫轴放于小腿下方，前臂和手掌平放在地面上。

作用

平板支撑加强了能维持姿势的核心肌群力量。脊柱不易保持良好体位，但是腹部肌群的参与使其得以保持稳定。

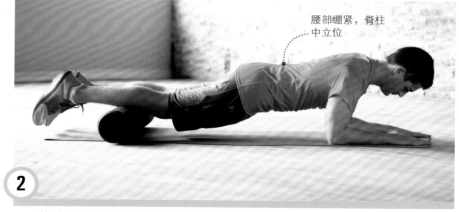

腰部绷紧，脊柱中立位

② 前臂支撑地面持续发力，使身体离开地面，保持肘关节屈曲90°，收缩腹部、保持1分钟。

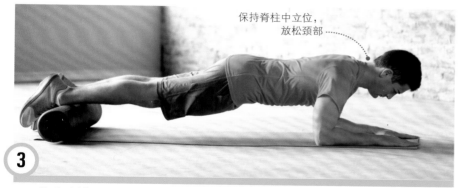

保持脊柱中立位，
放松颈部

3

将泡沫轴移动到离脚更近的位置，形成一
个更难的支撑姿势，保持1分钟。

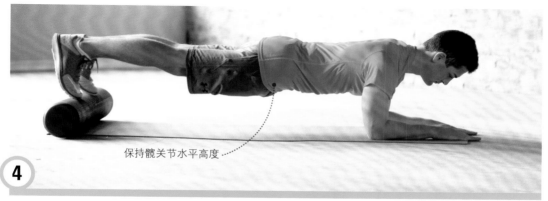

保持髋关节水平高度

4

滚动泡沫轴到脚趾下方，保持1分钟。

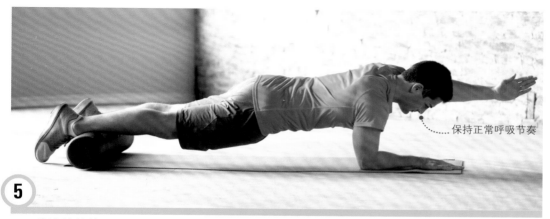

保持正常呼吸节奏

5

将泡沫轴放置于胫骨下方，向前平举一侧手臂保持1分钟
后，换另一侧手臂平举1分钟。

泡沫轴前推

泡沫轴前推练习能让你一整天都维持良好的姿势。这种核心强化运动较一般仰卧起坐会更强力收缩腹部，因此能大幅提升身体保持对线的能力。

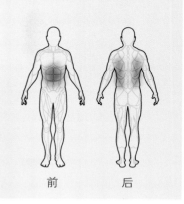

目标肌群

核心肌群、背阔肌和一些主要的背部肌肉。这些肌肉可影响肩部正常位置和脊柱对线。

前　　后

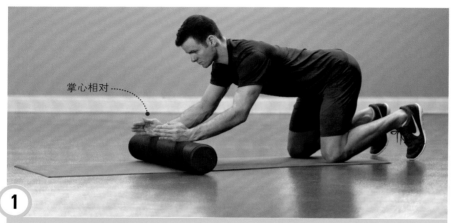

掌心相对

1 跪姿，泡沫轴放在身前。将两只手掌侧放在泡沫轴上，掌心相对，与肩同宽。

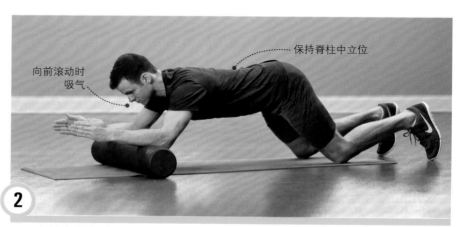

向前滚动时吸气

保持脊柱中立位

2 身体向前滑动，让泡沫轴从手部滑动至前臂。

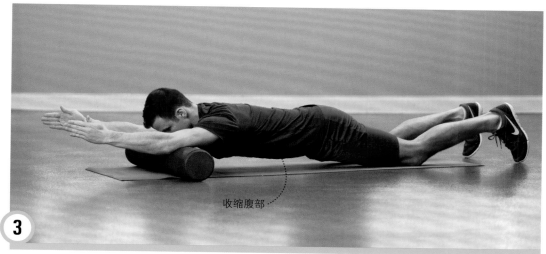

收缩腹部

3

身体持续向前滑动，直至手臂和脊柱完全
伸展。

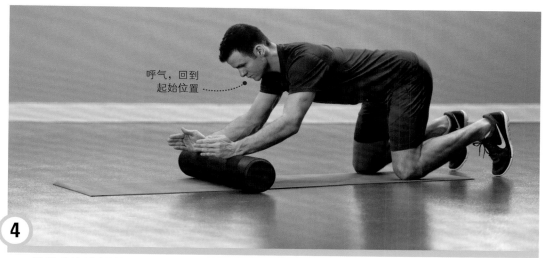

呼气，回到
起始位置

4

慢慢将泡沫轴滑回到起始位置，重复练
习15次。

注意
为了避免肩背受伤，只要
感觉到任何疼痛，请立即
停止，改做挑战性没那么
高的核心运动，如平板
支撑。

泡沫轴走步

这是个颇具挑战性的核心与肩部运动，可以改善躯干在站姿或坐姿等不同姿势的稳定性。此练习可以强化核心肌群，进而改善运动时或日常活动中的姿势和平衡感。

目标肌群

腹斜肌和腹肌。改善这些肌肉在运动中与髋关节的关系，也具有强化肩前侧的作用。

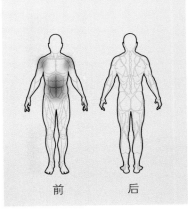

前　　　　后

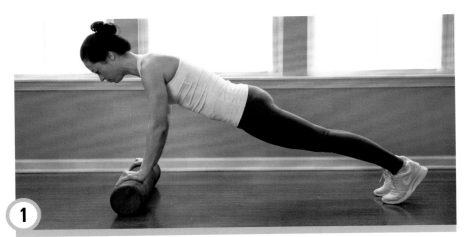

1 双手打开与肩同宽，放在泡沫轴上。身体抬起呈伏地挺身姿势。保持肩在手臂的正上方。

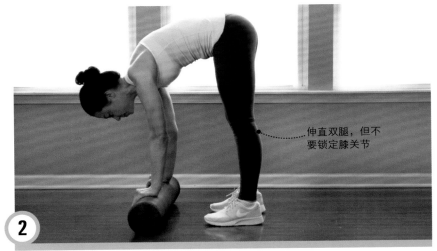

伸直双腿，但不要锁定膝关节

2 双脚移向双手，保持双腿伸直，髋部上提，直到与双脚呈垂线对齐。

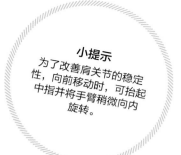

小提示
为了改善肩关节的稳定性，向前移动时，可抬起中指并将手臂稍微向内旋转。

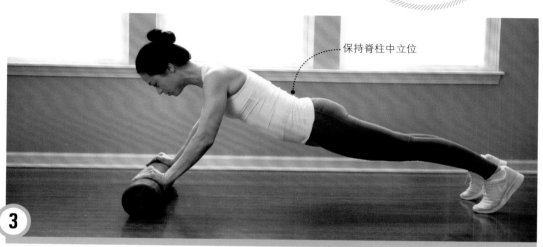

保持脊柱中立位

3

双脚尽可能向后移动，伸直双臂和双腿，动员核心肌群参与。

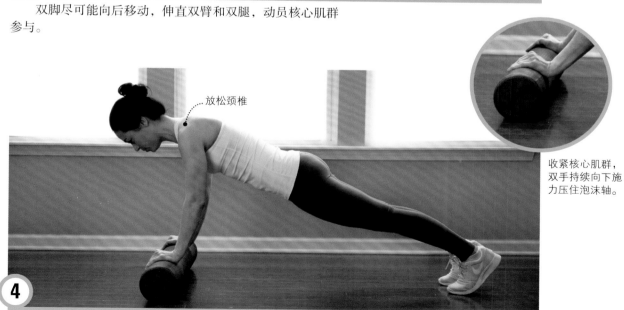

放松颈椎

收紧核心肌群，双手持续向下施力压住泡沫轴。

4

双脚再微微前移，回到起始位置。重复练习10次。

鸟犬式

将泡沫轴与鸟犬式运动相结合，在提高平衡能力同时，还可测试髋关节和肩部负荷分配的能力。这是一个改善脊柱和髋关节在单腿动作（如行走）中控制能力的好方法。

目标肌群

　　腹部肌肉、腹内外斜肌、臀肌、三角肌，作用是稳定骨盆和躯干，提高运动效率。

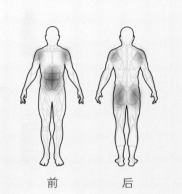

前　　　后

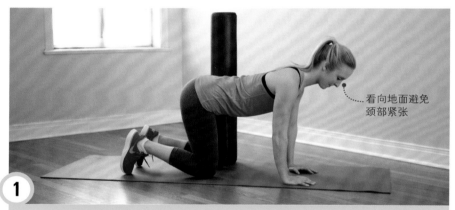

看向地面避免
颈部紧张

1 　　跪位，双膝和双手掌着地，把泡沫轴放在左髋侧。肩与手臂垂直，髋与膝垂直。

小提示
通过手掌和膝来支撑体重，避免手腕过度承力并保持躯干的稳定。

2 　　左臂向前伸直，右腿向后伸直，尽量不移动泡沫轴。

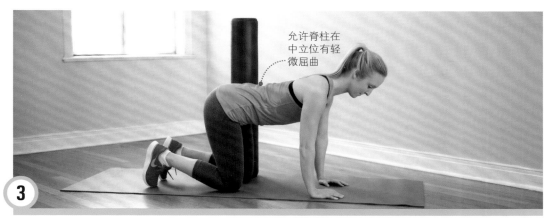

允许脊柱在
中立位有轻
微屈曲

3

　　收回手臂和腿至起始位置，尽量不移动泡
沫轴，左臂和右腿重复练习10~15次。

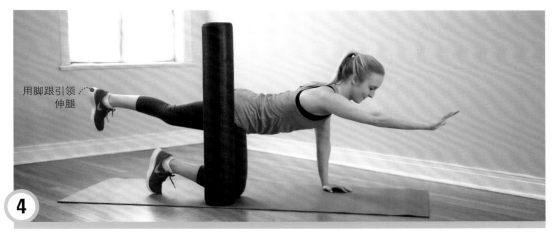

用脚跟引领
伸腿

4

　　将泡沫轴移动到右髋侧，重复用右手和左
腿的练习。

调整

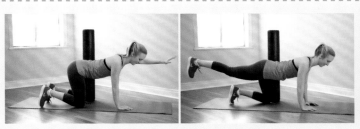

　　降低动作难度，先只抬起一侧手臂，然后再只
抬起一侧腿。

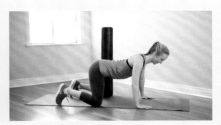

　　增加动作难度，增加膝间距和手
掌间距来挑战核心肌群。

屈髋转体

对于那些脊柱活动受限或需要旋转运动的运动员来说，这个核心练习会解决骨盆和躯干旋转的问题。使用泡沫轴可以激活髋内收肌群，挑战核心肌群，将它们整合起来进行有效的扭转。

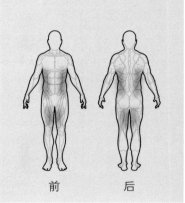

目标肌群
　　腹斜肌和髋内收肌群，作用是支撑髋部和胸廓。

前　　后

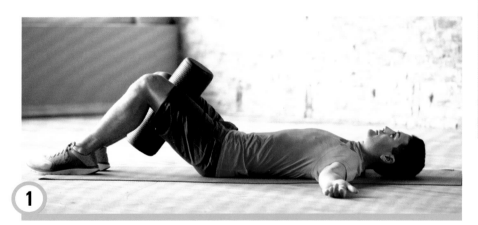

1

　　仰卧位，双臂外展，掌心向上。屈膝，双脚着地，将泡沫轴夹在两膝之间。

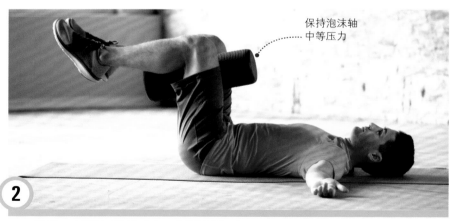

保持泡沫轴
中等压力

2

　　抬腿，双膝与髋部对齐，屈膝屈髋至90°。

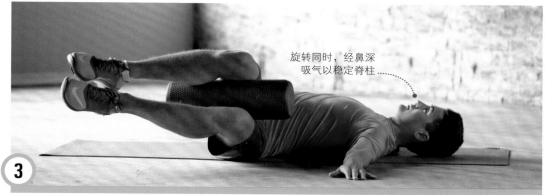

旋转同时，经鼻深
吸气以稳定脊柱

3

　　向左旋转髋关节和大腿并内旋左臂，当右
肩开始离地时，转回到起始位置，重复向左
10次

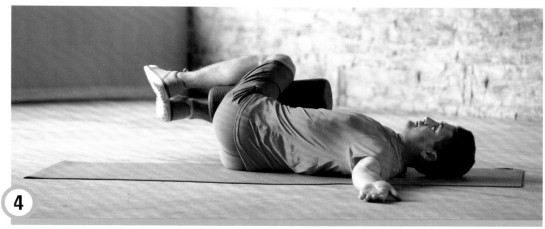

4

　　重复向右10次。

◯ **调整**

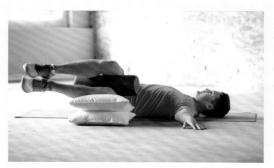

为了降低难
度，在身体两侧
各堆几个枕头，
使你更易达到动
作终末端。

小提示
减少颈部紧张，头置于枕
头上，周围肌肉张力降低
有助于高效和安全的
运动。

坐位胸廓旋转

久坐人群会从这种强化运动中获益。胸椎良好的活动范围会限制下背部的过度活动。使用泡沫轴激活髋内收肌有助于稳定经常疼痛的部位。

目标肌群

此练习的目标是胸椎，从颈部到下背部，以及腹部。这些区域负责躯干的屈曲和扭转。

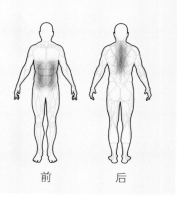

前　　后

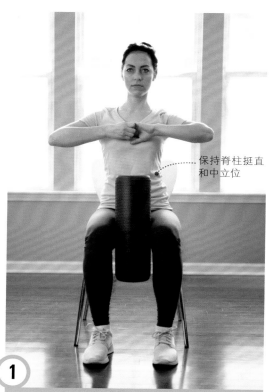

保持脊柱挺直和中立位

1 坐在椅子的边缘，将泡沫轴夹在双膝之间。将双手扣在一起，放在胸前。髋关节、膝关节和踝关节屈曲至90°。

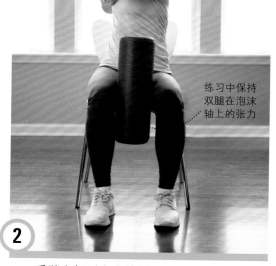

转动躯干时，用嘴呼气

练习中保持双腿在泡沫轴上的张力

2 手臂和躯干向右旋转，直到达到最大活动范围。

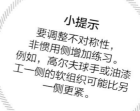

小提示
要调整不对称性，
非惯用侧增加练习。
例如，高尔夫球手或油漆
工一侧的软组织可能比另
一侧更紧。

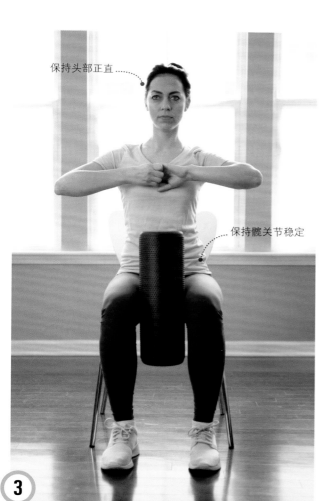

保持头部正直

保持髋关节稳定

3

旋转回到起始位置并重复向右旋转20次。

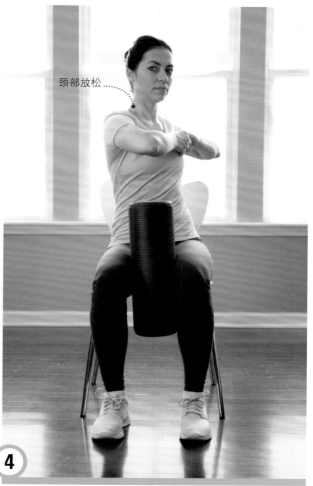

颈部放松

4

向左重复旋转20次。

半跪式核心转体

为了模仿日常活动，如行走和跑步，半跪式核心转体动态结合了髋关节和躯干的旋转。通过使用泡沫轴可以确定是否存在因髋关节紧张而限制了旋转。

目标肌群

核心肌群、臀部肌群和髋内收肌群，作用是帮助躯干在行走时由一侧向另一侧的旋转。

前　　　后

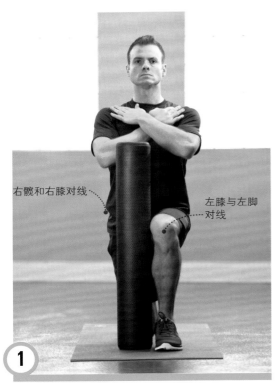

右髋和右膝对线

左膝与左脚对线

1 右膝跪在地面，左脚着地。将泡沫轴放在左膝内侧，交叉手臂放在胸前。吸气，准备运动。

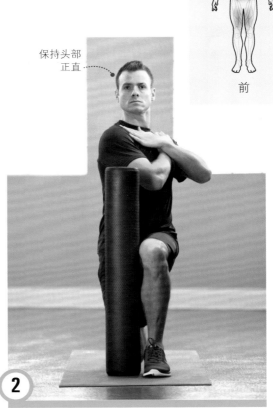

保持头部正直

2 激活右侧臀肌，呼气，将躯干向左旋转。当达到最大活动范围时，旋转回到起始位置。向左重复10次。

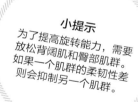

小提示
为了提高旋转能力，需要放松背阔肌和臀部肌群。如果一个肌群的柔韧性差则会抑制另一个肌群。

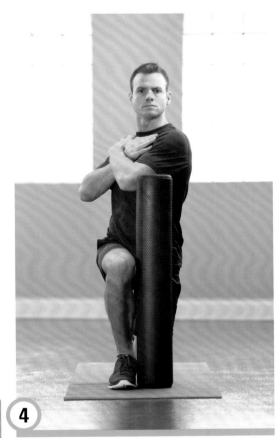

4

重复向右旋转10次

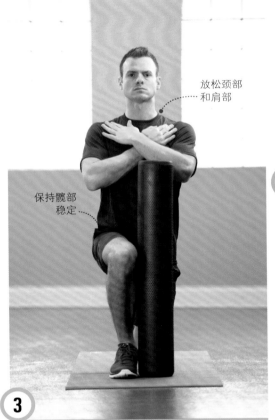

放松颈部和肩部

保持髋部稳定

3

左膝跪在地面，移动泡沫轴至右膝内侧，交叉双臂。

调整

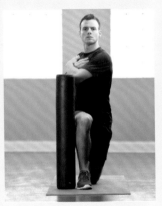

对于不同的肌肉，可以把泡沫轴放在支撑膝外侧。

侧卧位胸廓旋转

侧卧位胸廓旋转增强了与大腿内侧相关的胸部旋转（上背部和中背部的旋转）的能力。侧卧位胸廓旋转的难度比半跪式核心转体难度小，属于中等难度。

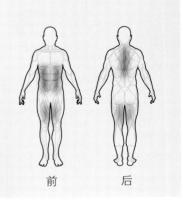
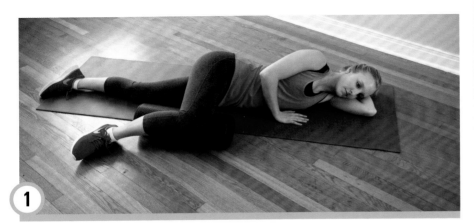

1

　　左侧卧位，伸直左腿，屈曲右髋和右膝至90°。将泡沫轴放在右膝下面。

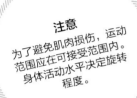

注意

为了避免肌肉损伤，运动范围应在可接受范围内。身体活动水平决定旋转程度。

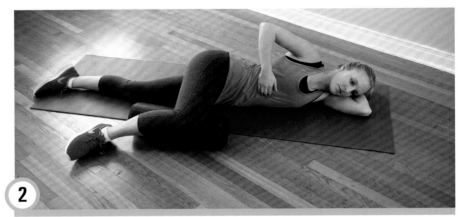

2

将右手握住胸廓下方，吸气。

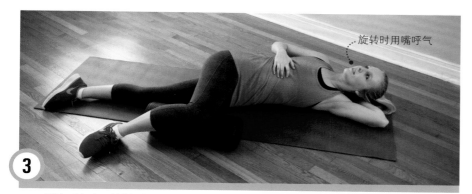

旋转时用嘴呼气

3

用右手把躯干尽量向下拉，同时保持右膝与泡沫轴接触。

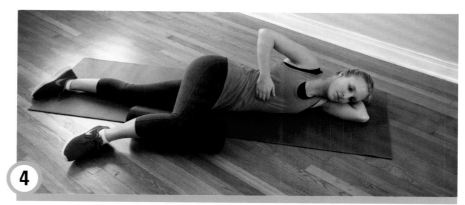

4

慢慢地回到起始位置，向右重复旋转10次。

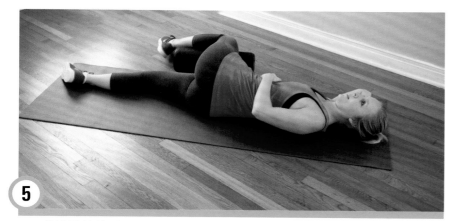

5

将泡沫轴移到左腿，向左重复旋转10次。

调整

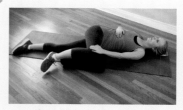

为了增加压力，使用下侧手臂推压膝关节来抵住泡沫轴进行更大幅度旋转。

直腿抬高

直腿抬高模仿走路和跑步，是所有常规练习的经典内容，这个练习如同单腿站立，整合全身运动能力和核心力量以稳定一侧髋关节而活动另一侧。

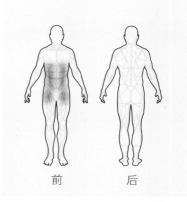

前　　　　后

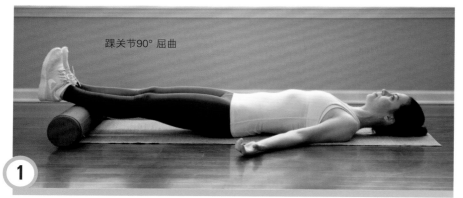

踝关节90°屈曲

1

　仰卧，放松手臂，伸直双膝，将泡沫轴放于脚踝下面。

小提示

为了释放下背部的紧张感，就需要激活核心肌群。这能够使活动侧腿拥有更好的活动性。

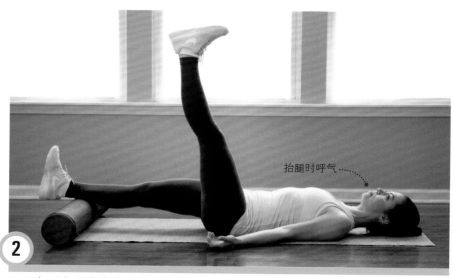

抬腿时呼气

2

　在不产生疼痛或避免屈膝状态下尽可能抬高左腿。右腿在泡沫轴上保持不动。

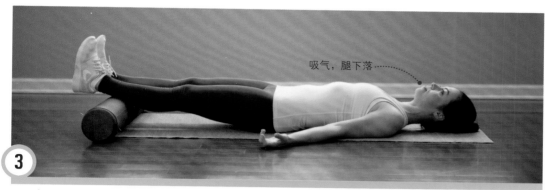

吸气，腿下落

3

把左腿放回起始位置并重复抬高左腿10次。

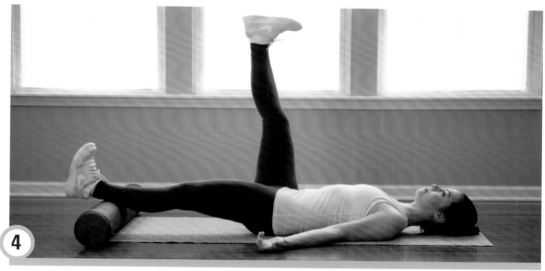

4

右腿重复10次练习。

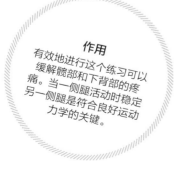

作用

有效地进行这个练习可以缓解髋部和下背部的疼痛。当一侧腿活动时稳定另一侧腿是符合良好运动力学的关键。

○ **调整**

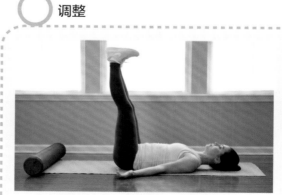

增加动作难度，抬起双腿，踝关节屈曲，交替用单侧腿敲打泡沫轴。

3　下半身练习

过头深蹲

这个进阶练习是很好的全身锻炼方式，可确保在松解练习后改善姿势。提高从上背部到踝部肌群的协调性，同时增加双臂上举过头的灵活性。

目标肌群

下半身肌肉、核心肌群和肩部。通过全身运动来增强肌肉系统。

前　　　后

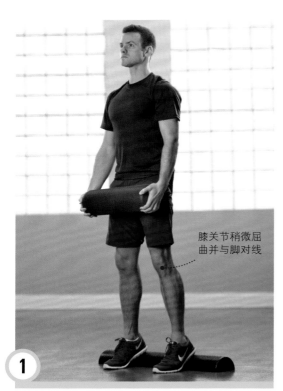

膝关节稍微屈曲并与脚对线

1

脚跟站立于半圆形泡沫轴的弧形面上，双脚间距离略大于肩宽。双手握住圆形泡沫轴的两端。

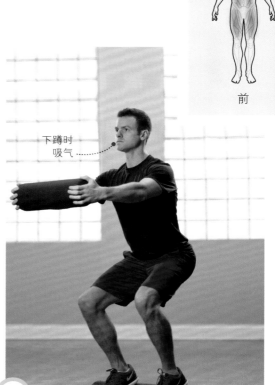

下蹲时吸气

2

慢慢地屈髋，骨盆向后，屈膝。同时，双臂开始上举。

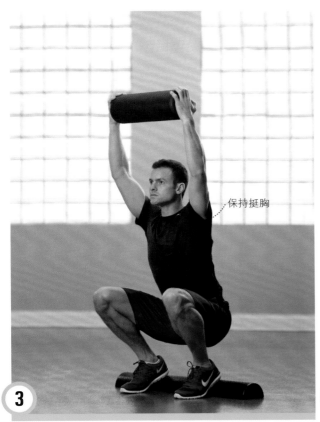

保持挺胸

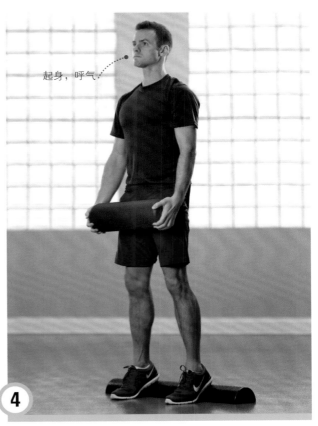

起身，呼气

3 尽可能地深蹲，上举双臂，直到手臂垂直地保持在头顶上，手腕与头平行或在头后方。

4 慢慢回到起始位置，重复练习15次。

 调整

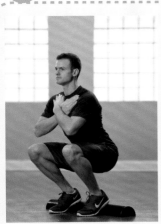

降低动作难度，双手在胸前交叉（如果抬起手臂很困难或疼痛时）。

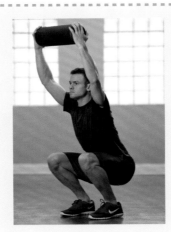

增加动作难度，移走半圆形泡沫轴，将脚平放在地面。

弓步转体

这是一种有挑战性的动态练习方法，它可以改善下半身肌群和核心肌群的对称性。无论对于何种运动或者日常活动，此练习有益于强化和平衡各肌群的复杂运动。

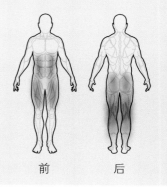

目标肌群

　　臀部肌群、股四头肌、腘绳肌和腹肌。这些肌肉的协调性对于提高整体运动效率必不可少。

前　　　后

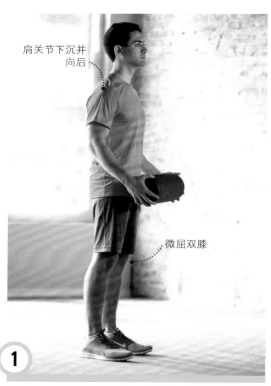

肩关节下沉并向后

微屈双膝

1

　　挺身站立，重心落在脚上，握住泡沫轴两端。

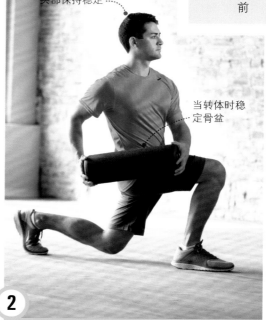

头部保持稳定

当转体时稳定骨盆

2

　　右脚向前，降低身体重心。弓步时，向右旋转躯干，泡沫轴靠近右腿侧。

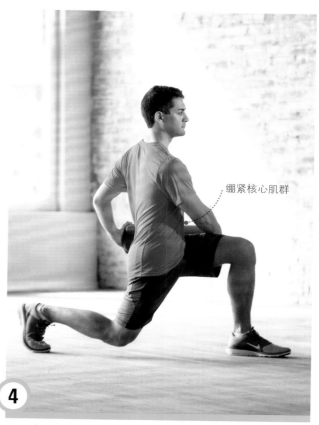

绷紧核心肌群

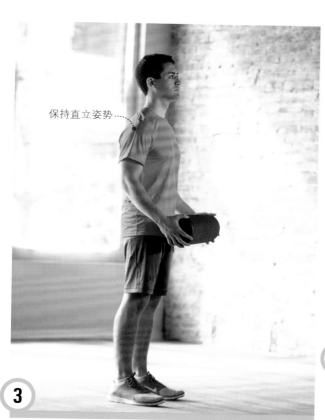

保持直立姿势

4

向左侧重复这个练习。每侧交替进行20次。

3

左脚蹬地，激活臀肌，转体，后退回到起始位置。

作用
此练习可改善肌肉的对称性。可以帮助高尔夫球手更好地保持平衡，也可以帮助办公室人员在工作中保持良好的姿势。

○ **调整**

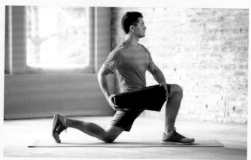

降低动作难度，单膝跪地，躯干旋转向一侧再回到中立位，重复10次。对侧重复之前的动作。

内收肌幻椅式蹲起

这种进阶的深蹲可以起到很好的全身调节作用。加入泡沫轴可以最大限度地减小两腿之间的距离，使运动更具挑战性。如果你想拉伸和加强身体，那么此练习是一个完美的补充锻炼。

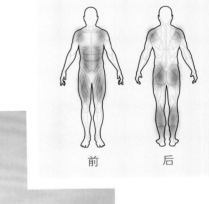

前　　　后

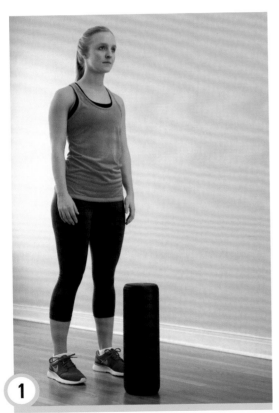

① 双脚分开站立，与肩同宽，脚尖朝前。

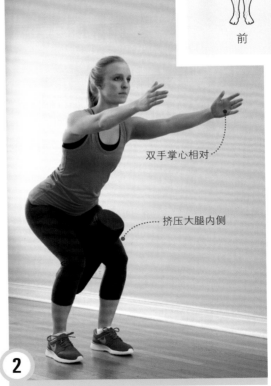

双手掌心相对

挤压大腿内侧

② 把泡沫轴夹在两腿之间。屈髋，骨盆向后，屈膝。手臂伸直。

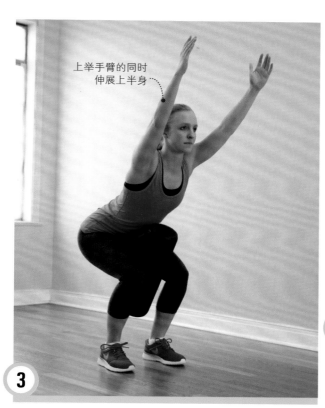

上举手臂的同时
伸展上半身

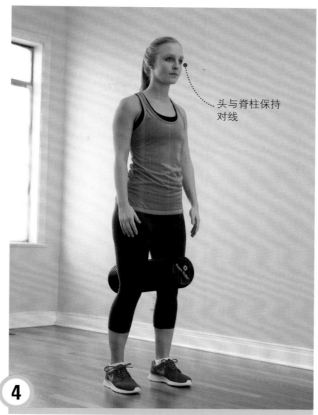

头与脊柱保持
对线

4

放下手臂，同时收缩臀肌，伸髋，回到起始位置。
重复练习10 ~ 15次。

3

下蹲到一个舒适的深度，上举手臂，直到与背部呈
一直线。

作用
这种深蹲平衡了膝关节的
稳定结构：髋外展肌群
（大腿外侧）和髋内收肌
群（大腿内侧）。它们会
分散髋部的承重。

调整

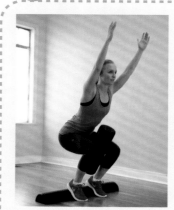

降低动作
难度，将一个
半圆泡沫轴放
在脚跟下面，
屈髋蹲至更深。

髋屈肌松解

在车里、办公桌前或沙发上久坐会使髋部肌肉变得紧张而易损伤。使用此练习可以拉伸和恢复髋屈肌的柔韧度，髋屈肌是常见的被抑制肌群之一。

目标肌群
主要是髋屈肌群、腰肌和髂肌，它们起于骨盆并止于大腿上方，负责髋关节的活动。

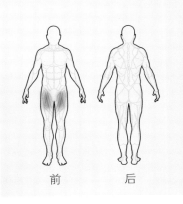

前　　后

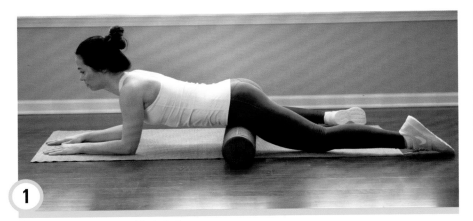

1

俯卧位，把泡沫轴放在左侧髋关节下。右腿放在地面上，并用前臂来支撑身体。

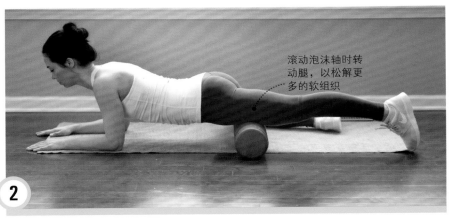

滚动泡沫轴时转动腿，以松解更多的软组织

2

从腹部到大腿中部慢慢地滚动20~30秒，利用手臂和右腿来回推拉。然后把泡沫轴移到右侧髋关节下，重复这个练习。

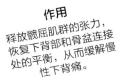

作用
释放髋屈肌群的张力，恢复下背部和骨盆连接处的平衡，从而缓解慢性下背痛。

髋屈肌定点松解

当髋屈肌缩短时，就像坐着的时候，肌肉的血液循环会变得很差，并可能产生结节、条索。剧烈的跑步和攀登也会导致这些疼痛点的产生。此松解练习可用来恢复髋屈肌群的健康状态。

目标肌群

主要是髋屈肌群、腰肌和髂肌，它们起于骨盆并止于大腿，协助站立和行走。

前　　　后

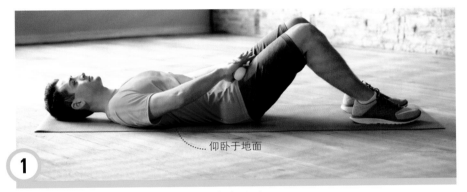

1 仰卧于地面

仰卧，屈膝。一只手把按摩球放在肚脐和右髋之间的髋屈肌上。

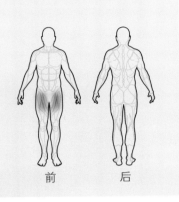

用对侧手推动球，滚动按摩髋屈肌群。

2 右膝下放，在右侧髋屈肌群上滚动按摩20~30秒。然后在左膝下放，重复该练习。

小提示

如果你的髋关节紧张且不够灵活，那么在膝下方放几个枕头，这样可以拥有一个舒适的体位。

髋旋转肌定点松解

梨状肌是在臀肌之下小的髋旋转肌。容易因久坐或久站而发炎，导致坐骨神经受到压迫。这块肌肉的结节严重影响人体健康，所以松解它至关重要。

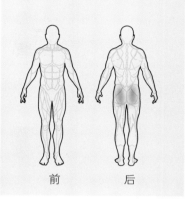

目标肌肉

梨状肌，一块位于臀肌之下的小肌肉，其作用是可在不同体位下外旋、内收大腿。

前　　　　后

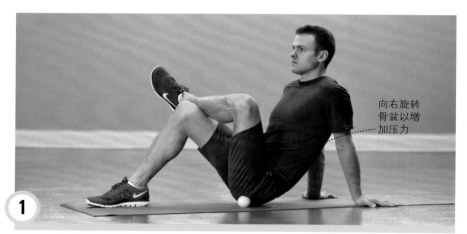

向右旋转骨盆以增加压力

1 坐在地上，将按摩球置于左臀肌之下，左踝搭在右膝上。

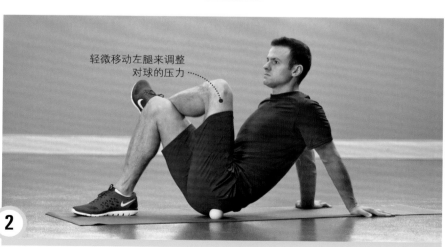

轻微移动左腿来调整对球的压力

2 推动手臂，让球滚动到臀肌上部区域。

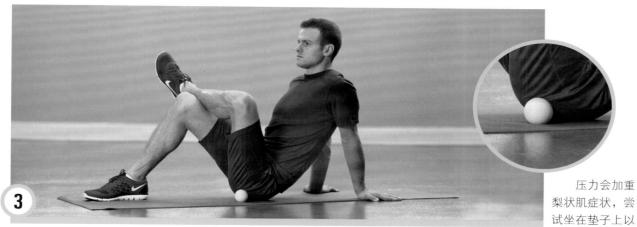

压力会加重
梨状肌症状，尝
试坐在垫子上以
减轻疼痛。

3 将球向前滚动至臀肌中心，在左侧梨状肌
范围内持续滚动20~30秒。

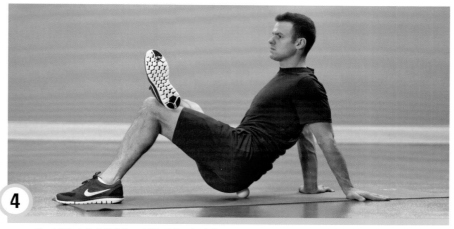

4 将球置于右侧臀肌下并重复该动作。

小提示
在松解梨状肌的触发点
后，为了减轻坐骨神经压
迫，可以尝试一下蚌式开
合动作拉伸这块肌肉。

⭕ **调整**

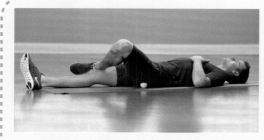

为了减轻压力，屈腿放在另一侧
膝上，将球置于臀肌下方。

髋旋转抬腿

为确保下肢运动安全，此练习会激活髋部深层肌肉。这些肌肉可旋转髋关节，避免在行走时跌倒，它们的失活会导致坐骨神经痛和周围肌肉过度劳损等问题。

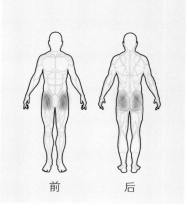

目标肌群
梨状肌，它是一块位于髋部深层的旋转肌，有外旋和稳定髋关节的作用。

前　　　后

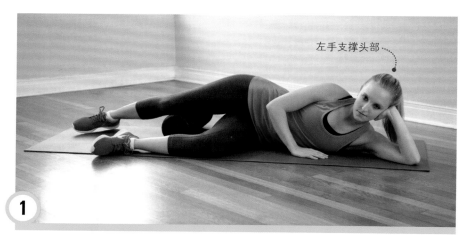

左手支撑头部

1

左侧卧位，伸直右腿，将泡沫轴置于右膝下方；左膝和髋关节屈曲90°。

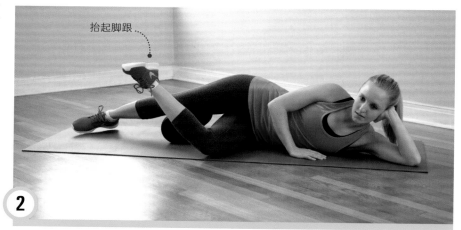

抬起脚跟

2

保持左侧大腿和膝关节位置稳定，并缓慢向上摆动左腿直至最大旋转角度。

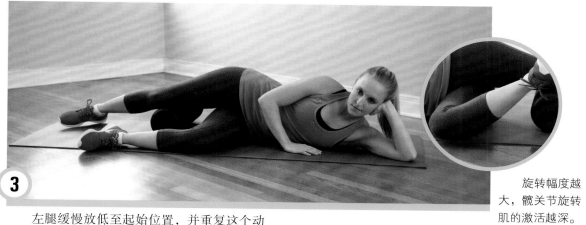

3

左腿缓慢放低至起始位置，并重复这个动作10~15次。

旋转幅度越大，髋关节旋转肌的激活越深。

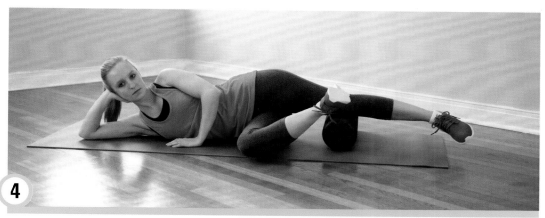

4

来回滚动并重复这个动作10~15次，锻炼右髋关节旋转肌。

调整

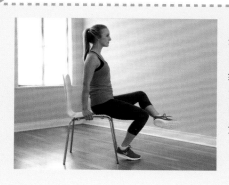

为了降低动作难度，可以坐在椅子边缘并在身体前方转动你的腿以获得更大的活动范围。

小提示

为了最大化收缩深层肌肉，应放松周围的肌肉。如果更大的肌肉也在活动，那么收缩一块像梨状肌这样小的肌肉是很难的。

蚌式开合

此练习可以强化大腿外侧肌肉，减少受伤的可能性，防止腿部损伤，如跑步膝。在运动前利用此练习的旋转动作激活肌肉，保持膝关节与踝和髋部良好对线。

目标肌群

臀中肌和阔筋膜张肌（起自骨盆延伸至下肢的髋外展肌），它们稳定膝关节和骨盆并外展髋关节。

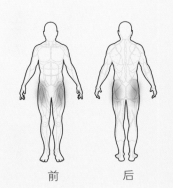

前　　　　后

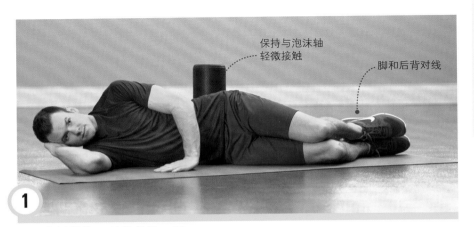

保持与泡沫轴轻微接触

脚和后背对线

1 右侧卧位，双腿并拢，屈曲膝关节至90°，将泡沫轴放置在骨盆后方。

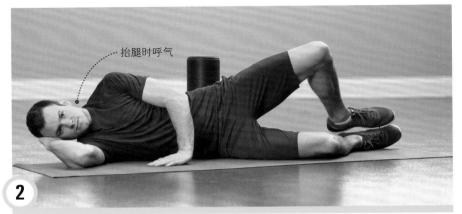

抬腿时呼气

2 尽量上抬左膝并保持1秒。保持躯干稳定。

作用

强化臀肌，确保当髋关节活动时骨盆固定。可以预防损伤并缓解下背痛。

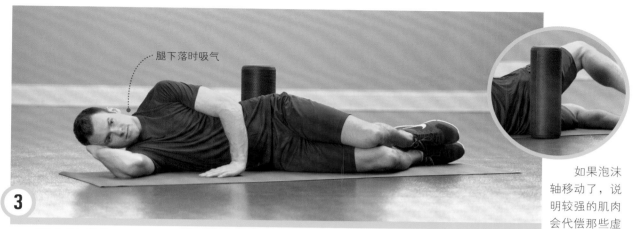

腿下落时吸气

如果泡沫轴移动了，说明较强的肌肉会代偿那些虚弱的肌肉。

3 腿回到起始位置，并重复这个动作15次。

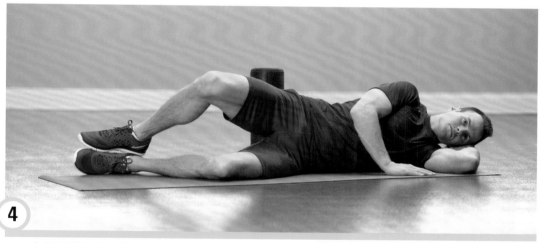

4 右腿重复这个动作15次。

小提示
为了加大难度，请搭档用手在移动的膝关节外侧施加压力。

臀部肌群松解

如果你是久坐人群，那么你的臀肌——即保持髋关节以上躯干直立的肌肉——很可能未被充分使用。松解这个区域有助于恢复髋关节的灵活性、稳定下背部和膝关节。在健身之前，这是一个很好的热身活动补充。

目标肌群
　位于骨盆后面的臀大肌、臀中肌、臀小肌。它们保持身体直立。

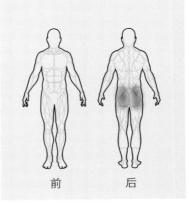

前　　　后

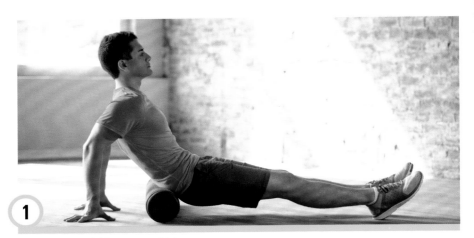

1

坐在泡沫轴上，双手置于身后地面以保持身体挺直。腿伸直。

作用
这个动作能缓解坐骨神经痛，一种由于坐骨神经过度受压而引起的疾病，其走行于臀肌之下。

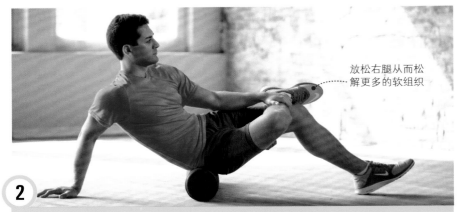

放松右腿从而松解更多的软组织

2

将右踝放于左膝上，重心移至右侧臀部，屈曲左膝来增加压力。

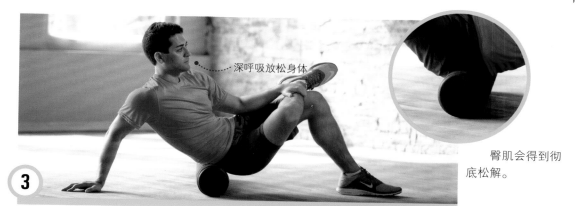

深呼吸放松身体

臀肌会得到彻
底松解。

3 通过右臂推地面，拉左腿，
将泡沫轴滚回至腰部。

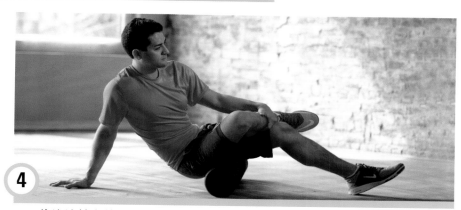

4 将泡沫轴向前滚动至大腿根部，来回持续
滚动臀肌20~30秒。

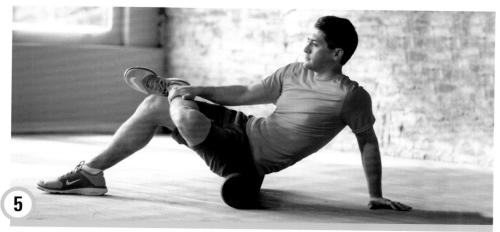

5 打开双腿，重复此练习松解左侧臀部
肌群。

臀部肌群定点松解

大量运动（或缺乏运动）会导致臀部结节的产生。用泡沫轴滚压臀肌恢复灵活性的同时，使用按摩球处理结节，使肌肉更健康并减轻疼痛。

目标肌群

臀大肌和臀中肌。它们会保持身体直立，帮助稳定骨盆。

前　　后

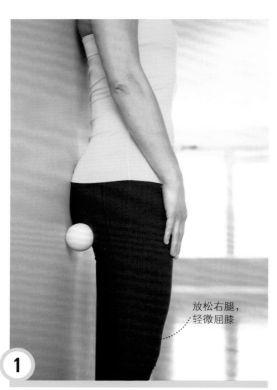

放松右腿，
轻微屈膝

1 站直将球固定于墙和右侧臀部最痛的点上，挤压按摩球。

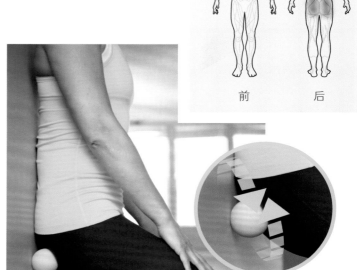

用适当的压力，移动躯干滚动球以松解结节。

2 屈膝使球在臀部滚动。如果你找到痛点，滚动按摩20~30秒。

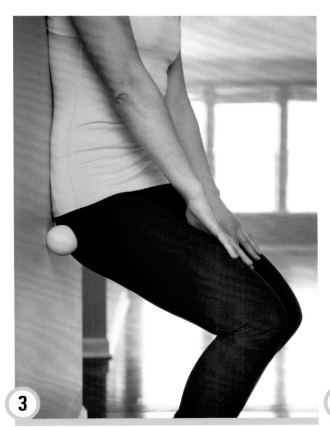

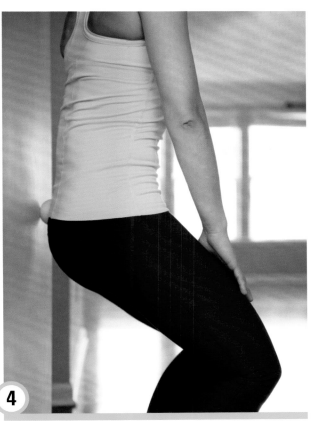

③ 向右旋转骨盆并将压力集中在右臀外侧。在球上滚动肌肉，按摩特别疼痛的点20~30秒。

④ 移动球至左臀，重复该动作。

小提示
为避免臀中肌活动不足，起身活动，减少久坐。久坐会限制臀肌血液循环，导致结节产生。

调整

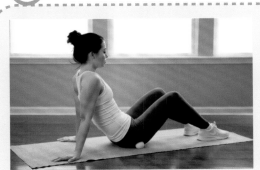

为了增加压力，坐在地上，将球置于臀下。

臀桥

因为臀肌通常未被充分使用，所以臀桥能加强肌肉和恢复周围组织的平衡。如果经常坐在车里或办公桌前，该练习可以显著提高运动质量。

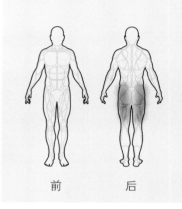

前　　　后

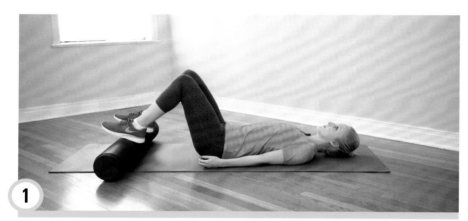

1 仰卧位并把双臂放在体侧。双脚与髋同宽放于泡沫轴上并屈膝90°。

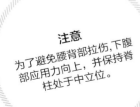

注意
为了避免腰背部拉伤，下腹部应用力向上，并保持脊柱处于中立位。

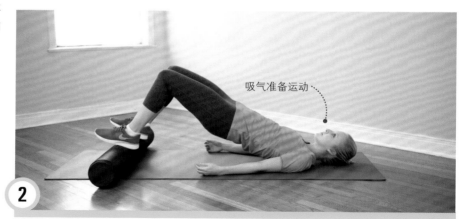

吸气准备运动

2 抬起髋部，直到与大腿呈一直线，并感觉到臀肌收缩。

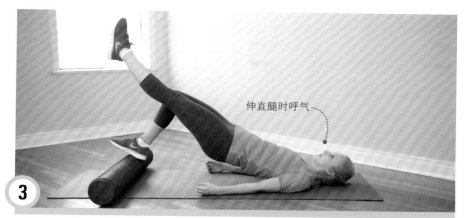

伸直腿时呼气

3

　　保持髋部抬高，并伸直左腿与髋部呈一条直线。

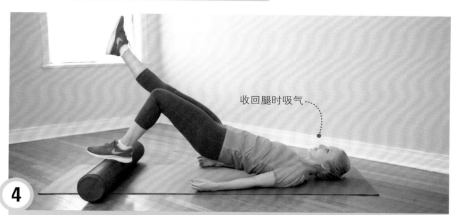

收回腿时吸气

4

　　收回左腿放在泡沫轴上，然后伸直右腿，保持髋部抬高。

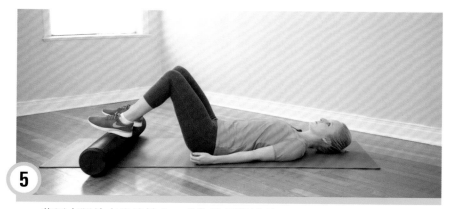

5

　　收回右腿放在泡沫轴上，并将髋部降低到起始位置。重复练习10~15次，或直到肌肉力竭为止。

○ **调整**

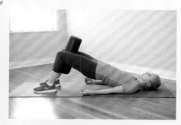

　　为了增加动作难度，把泡沫轴夹在双膝之间，用力挤压大腿内侧肌肉。

直腿臀桥

有时髋部的稳定性和腿部的灵活性都较弱且不对称。为了使像跑步这样的运动更有效率，这个练习可强化髋部肌群、核心肌群和腘绳肌，为单腿站立和横向运动做好准备。

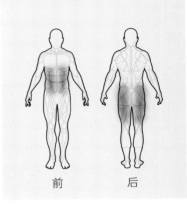

目标肌群

臀肌、腘绳肌和核心肌群。这些肌群增加骨盆的稳定性和髋关节的灵活性。

前　　后

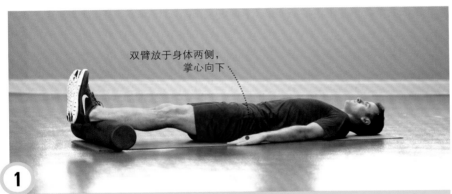

双臂放于身体两侧，掌心向下

1

仰卧位，把泡沫轴放在脚踝下面。伸直双腿，脚趾向上。

注意

避免下背部拉伤，不要用于支撑锻炼。作为预防措施，将下背部紧贴地面。

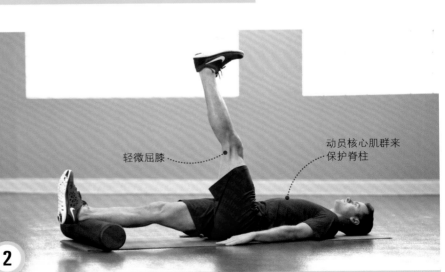

轻微屈膝

动员核心肌群来保护脊柱

2

抬高左腿，直到感到左腿后方的腘绳肌有拉伸感。

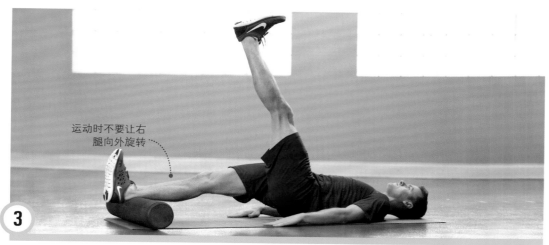

运动时不要让右
腿向外旋转

3

收缩右侧臀肌将髋部抬离
地面8~15厘米。

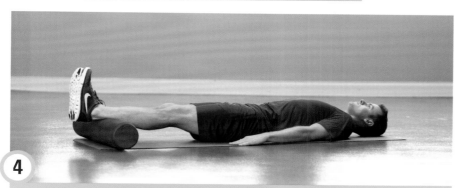

4

2秒钟后，放下髋部和腿。左腿重复练习
10次。

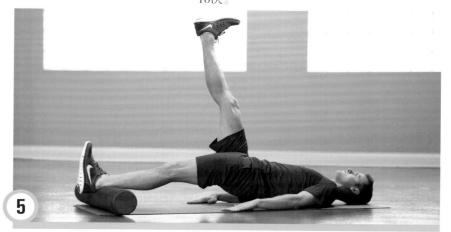

5

右腿重复练习10次。

 调整

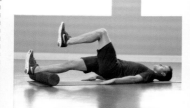

为降低难度，如果在抬腿
时腿后侧腘绳肌感觉太紧，可
屈膝至90°。

股四头肌松解

泡沫轴滚压股四头肌是一个快速增进下背和膝关节健康的好方法。足够的股四头肌柔韧性可以允许腘绳肌充分收缩，从而建立膝关节周围区域的软组织张力平衡。在一天长时间的驾驶和久坐之后，这种放松非常有益。

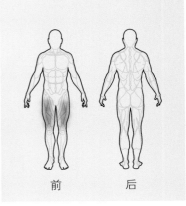

目标肌群

股四头肌，起于髋止于膝，有屈髋和伸膝的功能。

前　　后

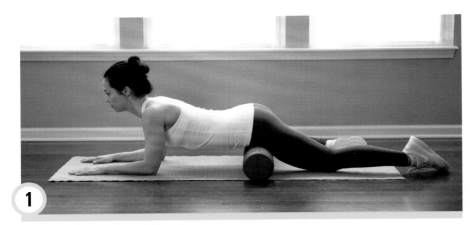

1

俯卧位，把泡沫轴放在左大腿下方，右腿放在地面上。双臂支撑地面，并拉动身体向前移动。

作用

按摩股四头肌可以平衡整条腿过度疲劳的肌肉，也放松了膝关节，使腘绳肌可以完成全范围的收缩。

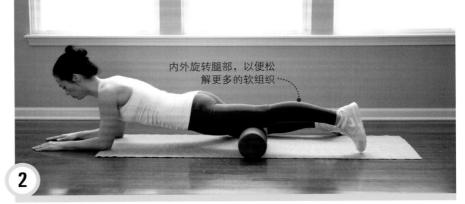

内外旋转腿部，以便松解更多的软组织

2

向下滚动至左膝关节，使用手臂和右腿控制身体移动。

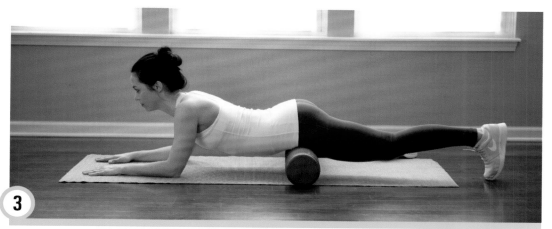

3

　　将泡沫轴向上滚压大腿根部。持续在股四
头肌全长滚动30~40秒。

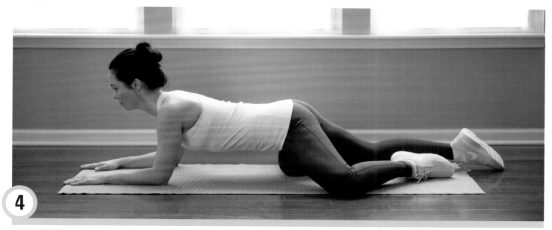

4

　　将泡沫轴换至另一侧，重复以上练习。

调整

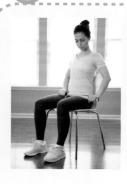

　　降低练习
难度，坐在椅
子上使用按摩
棒滚压松解股
四头肌。

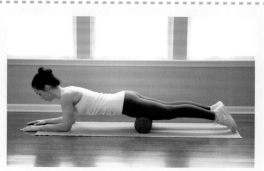

　　为减轻压
力，可将双腿
并排放在泡沫
轴上。

股四头肌定点松解

股四头肌是一组强大的大块肌肉，这里形成的结节很容易引起膝关节和髋部周围疼痛。经常做这个练习可以有效松解股四头肌，缓解下半身的疼痛。

目标肌群

大腿前侧的股四头肌：股直肌、股内侧肌、股外侧肌、股中间肌。它们帮助伸展膝关节。

前　　后

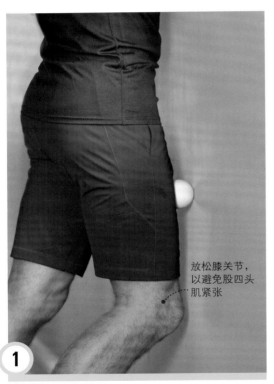

放松膝关节，以避免股四头肌紧张

1 微屈右膝关节，把按摩球（长曲棍球）夹在右侧大腿前部和墙面之间，身体靠向墙面压住按摩球。

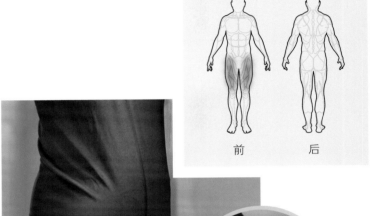

左右转动大腿寻找结节

使用适度、持续的压力转圈按摩松解结节。

2 屈膝下蹲，滚动按摩球至髋部。如果发现痛点，滚动按摩松解20~30秒。

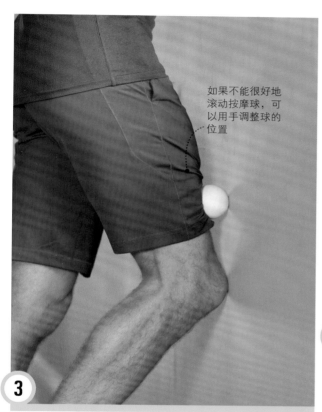

如果不能很好地滚动按摩球，可以用手调整球的位置

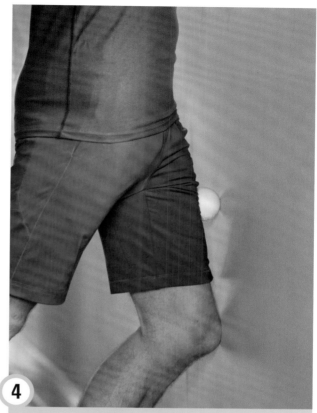

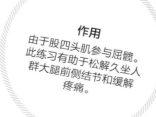

伸直膝关节，滚动按摩球至膝关节。在每一个找到的痛点处按摩20~30秒。

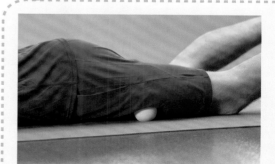

把按摩球换至左侧，重复以上练习松解左侧大腿。

作用
由于股四头肌参与屈髋。此练习有助于松解久坐人群大腿前侧结节和缓解疼痛。

调节

为了增加压力，可以俯卧在地面，把按摩球压在大腿前侧股四头肌下面滚动。

大腿外侧和髋部松解

这是最常用的泡沫轴练习，因为它有助于松解经常劳累的大腿外侧。这个按摩练习针对的是膝关节外侧稳定肌，它可能由于髋部和大腿内收肌群的不常活动而变得紧张。

目标肌群

阔筋膜张肌，与髂胫束相连，后者是一条在大腿外侧走行的韧带。它们可以稳定骨盆和膝关节。

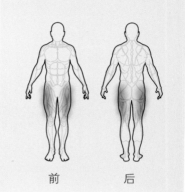

前　　　后

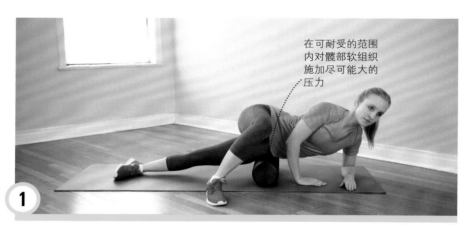

在可耐受的范围内对髋部软组织施加尽可能大的压力

1

左侧卧位，将泡沫轴放在左髋部下方。右足撑地，和左手臂一起控制移动身体。

小提示
为使练习更容易和可接受，坐在椅子上，双脚着地，用按摩棒滚压这个区域。

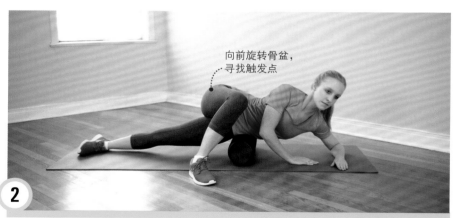

向前旋转骨盆，寻找触发点

2

在骨盆和大腿骨性突起之间上下滚动泡沫轴20~30秒，然后将泡沫轴移至右侧重复此练习。

髋外侧定点松解

针对触发点的这个练习可以直接松解髋部敏感点，对于运动员特别有帮助。松解这个区域可以拉伸大腿外侧的髂胫束。此松解可以改善整个腿的循环。

目标肌群

阔筋膜张肌和臀中肌。它们维持膝关节外侧的运动稳定。

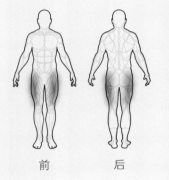

前　　　后

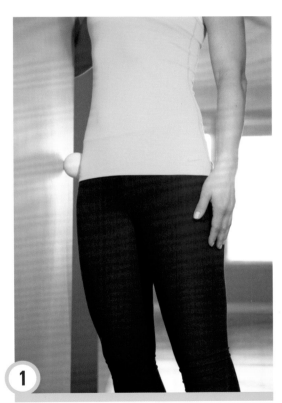

1 侧身对墙站立位，用髋外侧将按摩球压在墙面上。身体压向墙面。

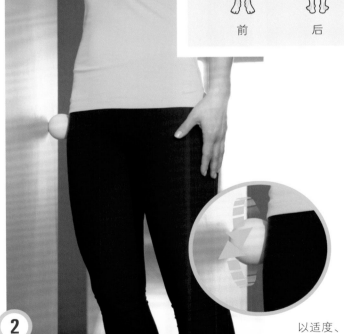

2 屈曲右膝，在髋外侧上下滚动按摩球20~30秒。然后在左髋重复此练习。

以适度、持续的压力滚动按摩直到疼痛缓解。

腘绳肌松解

肌肉经常在不同的长度运动才会保持高效，因此如果因久坐或久站而不经常活动膝关节和髋关节，你的腘绳肌很容易变得紧绷。滚压松解紧张肌肉可以缓解下背和膝关节的疼痛。

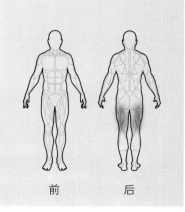

目标肌群
大腿后侧构成腘绳肌的三块肌肉。它们有屈膝和伸髋的功能。

前　　后

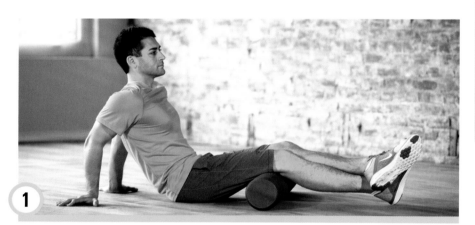

1 坐在地面，将泡沫轴放在右侧腘绳肌下方，然后把左踝放在右踝上。

小提示
进行自我肌筋膜松解，脚放松，维持有意识的深呼吸。

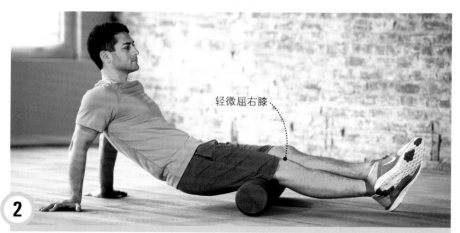

轻微屈右膝

2 抬起髋部，用双手支撑移动身体，让泡沫轴向上滚动至大腿根部。

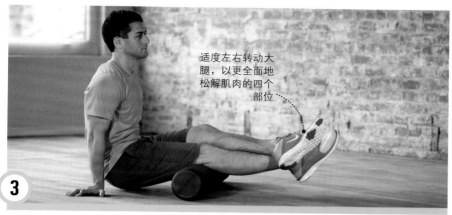

适度左右转动大腿，以更全面地松解肌肉的四个部位

3 向下滚动泡沫轴至膝关节。持续在腘绳肌全长滚动泡沫轴30~40秒。

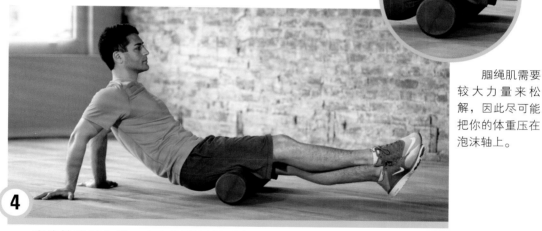

腘绳肌需要较大力量来松解，因此尽可能把你的体重压在泡沫轴上。

4 泡沫轴移至左侧，在左侧腘绳肌重复此练习。

 调整

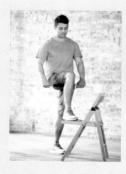

为了降低难度，将一只脚踩在椅子上，使用按摩棒来松解腘绳肌。

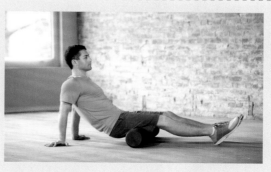

为了减轻压力，双踝不再交叉，同时用双腿滚动泡沫轴。

腘绳肌定点松解

松解腘绳肌触发点可以产生一个有益于整体健康的连锁反应。该练习可以缓解膝部和大腿后侧的疼痛。它甚至可以治愈头痛和由于肌腱紧张短缩而产生的颈部的牵涉痛。

目标肌群

腘绳肌的三块肌肉：股二头肌、半腱肌、半膜肌。它们的作用是屈髋和伸髋。

前　　后

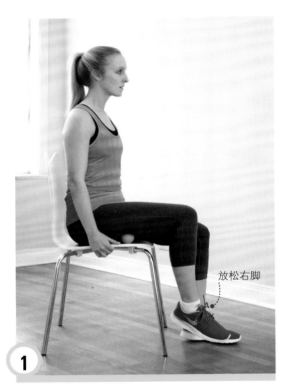

放松右脚

1 坐在椅子上，把按摩球放在右腿下方，屈右膝至90°，双手抓住椅子边缘。

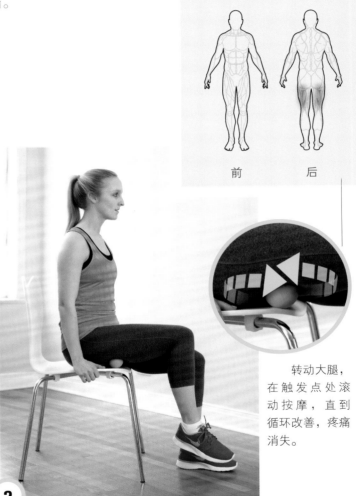

2 通过腿向前滑动使球向腿后方滚动。如果发现痛点，滚动按摩20~30秒。

转动大腿，在触发点处滚动按摩，直到循环改善，疼痛消失。

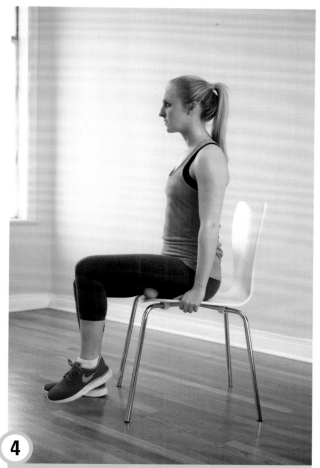

把按摩球移至左腿下，然后重复此练习。

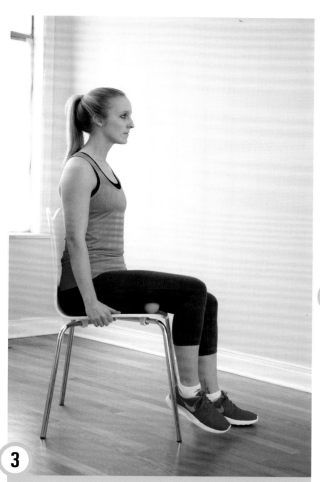

3

　　身体向后滑动使球向前滚动，按摩任意痛点20~30秒。

小提示
为了增加触发点的压力，可抓住椅子边缘，把自己拉向按摩球。适当的压力对消除痛点特别有益。

大腿内侧松解

此练习激活髋深层肌群，以确保下肢运动的安全性。大腿内侧肌群收缩从而旋转髋关节使行走时可以保持身体直立，但它们的抑制会导致类似坐骨神经痛和其他肌肉过度疲劳等问题。

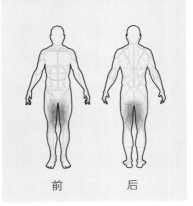

目标肌群

从大腿内侧至膝内侧走行的内收肌群。作用是维持膝关节横向稳定和稳定骨盆。

前　　　　后

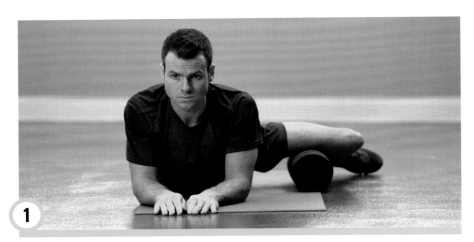

1 俯卧位，用前臂支撑起身体，屈曲左髋左膝至90°。把泡沫轴放于左侧大腿下方。

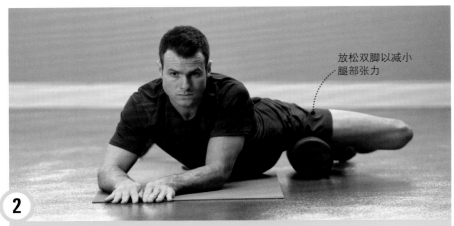

放松双脚以减小腿部张力

2 滚动泡沫轴至腹股沟，用手臂和右腿把自己推向左侧。

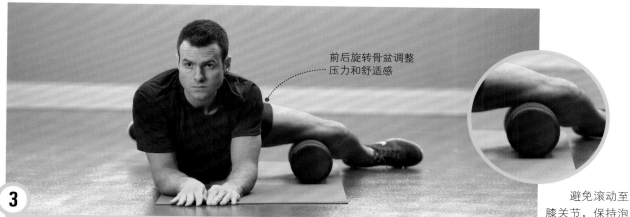

前后旋转骨盆调整
压力和舒适感

避免滚动至
膝关节，保持泡
沫轴仅在软组
织处。

3

向下滚动至膝关节。在此肌肉长度下持续
滚动20~30秒。

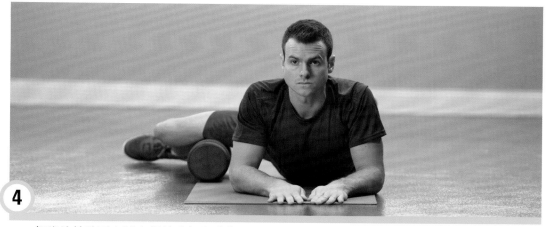

4

把泡沫轴移至右腿内侧并重复此动作。

○ **调整**

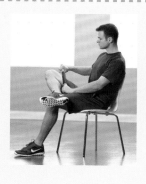

降低动作
难度，坐在椅子
上，把踝放到对
侧膝关节上，暴
露大腿内侧，
用按摩棒滚压
肌群。

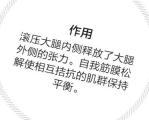

作用
滚压大腿内侧释放了大腿
外侧的张力。自我筋膜松
解使相互拮抗的肌群保持
平衡。

大腿内侧定点松解

单腿站立的运动，如行走、跑步、滑冰和滑雪都需要大腿内侧肌群参与。这些被抑制的肌肉经常出现结节而又疏于处理，但按摩能很好地释放这些过度使用区域的紧张。

目标肌群

　　大腿内侧的长收肌、短收肌和大收肌。作用是使髋关节内收。

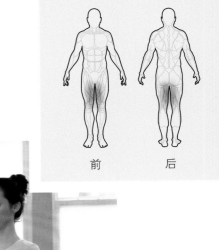

前　　后

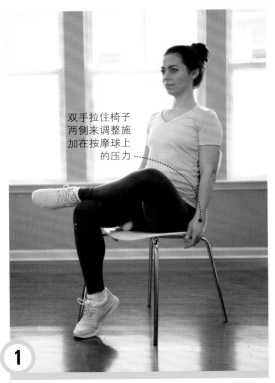

双手拉住椅子两侧来调整施加在按摩球上的压力

伸展躯干

1

　　坐在椅子上，把按摩球放在右腿内侧下方。把左踝放在右膝上并持续将重量压在右腿上。

2

　　向后滑动身体把按摩球滚向膝关节。如果找到痛点，滚动按摩此点25秒。

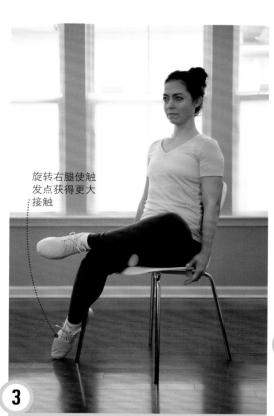

旋转右腿使触
发点获得更大
接触

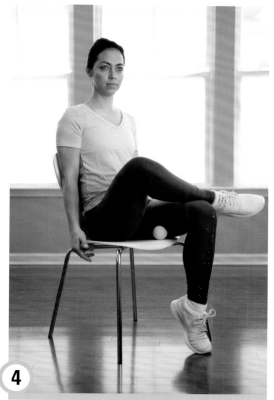

4

把球移至左腿内侧下方并重复此练习。

3

向前滑动身体把球滚向后方。按摩任意痛
点20~30秒。

小提示

此练习松解由于跌倒产生
的结节。大腿内侧肌群可
迅速激活以防跌倒，但快
速收缩会造成拉伤。

 调整

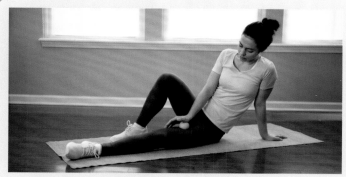

降低压力，用对侧手将球压于大腿内侧。

膝关节松解

此练习的小幅度运动可以释放因久坐或久站造成的膝关节紧张。在进行任何下半身锻炼前练习都很有益，它可以使腿部肌肉更柔韧而不易受伤。

目标肌群

　　膝关节后方的腘肌，作用是协助旋转小腿和膝关节其他运动。

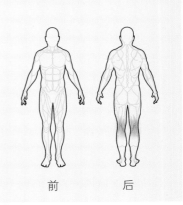

前　　　　后

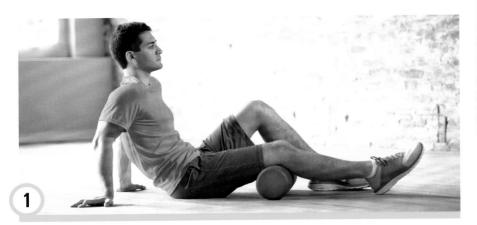

1

　　坐在地上，把泡沫轴放在右膝下，左脚放在地上作为支撑。

作用

松解膝关节有助于腿部肌群正常运动。运动中，腘肌协助多块肌肉，但却很容易过度疲劳。

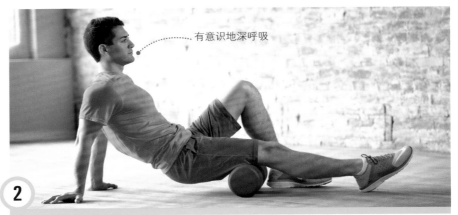

有意识地深呼吸

2

　　抬起髋部，微屈膝关节。用手臂推，用左脚拉，将泡沫轴滚动至大腿。

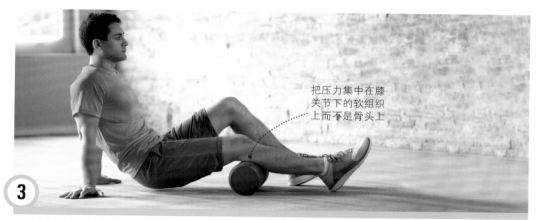

把压力集中在膝关节下的软组织上而不是骨头上

3

滚至小腿顶部。继续滚动，持续20~30秒。

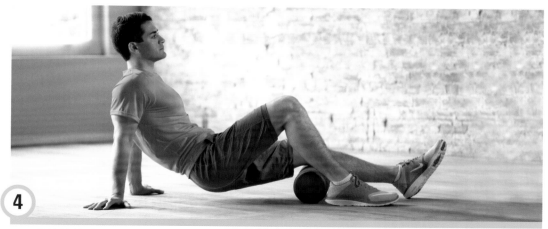

4

将泡沫轴移至左膝下，重复此练习。

○ **调整**

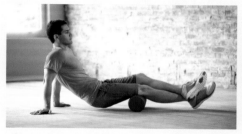

双踝交叉并把体重加在目标软组织上以增加压力。

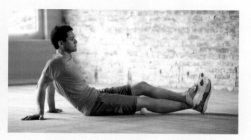

为了更有针对性地施压，可用按摩球来精准定位小肌肉。

小腿前侧松解

在坚硬的地面上反复运动，容易造成胫骨周围的肌肉过度使用而变得紧张、酸痛。在下半身进行高冲击运动前按摩小腿前侧肌肉，可以改善腿的缓冲作用。

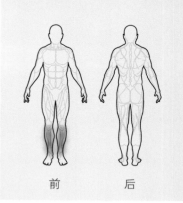

前　　　后

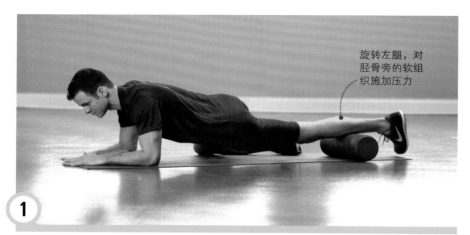

旋转左腿，对胫骨旁的软组织施加压力

1

俯卧位，把泡沫轴放在左小腿下，右膝屈曲放到一侧以维持两侧平衡，用前臂支撑身体。

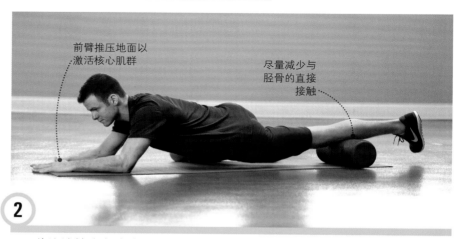

前臂推压地面以激活核心肌群

尽量减少与胫骨的直接接触

2

将泡沫轴滚向膝关节下方，手臂和右膝关节用力推。

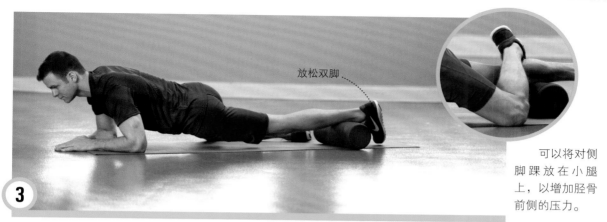

放松双脚

可以将对侧脚踝放在小腿上，以增加胫骨前侧的压力。

3

将泡沫轴滚至脚踝。在小腿上下持续滚动20~30秒。

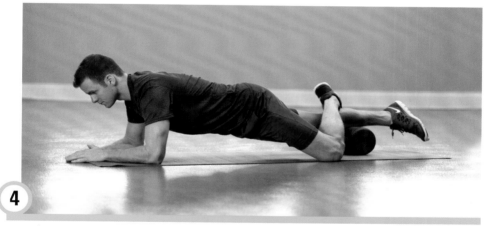

4

将泡沫轴移至右腿，重复此项练习。

小提示

经常松解胫骨前肌可以缓解外胫夹。跑步者和骑行者常是这种情况的受害者，跑步和骑行都会加重疼痛。

调整

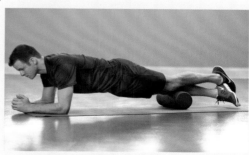

双脚交叉，把重力集中在一侧腿上以增加压力。

小腿前侧定点松解

如果经常在不平整的地面行走，小腿前侧会容易出现结节，这可能会使足部出现疼痛。此练习可用于缓解小腿前后侧及踇趾周围的疼痛和紧张。

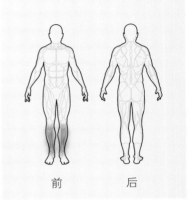

目标肌群

位于胫骨外侧的胫骨前肌，它控制着足部的几个动作。

前　　　后

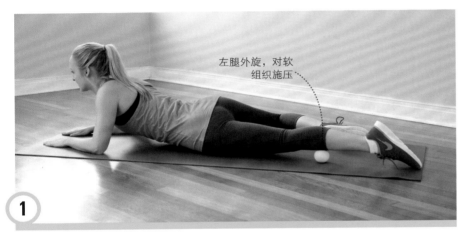

左腿外旋，对软组织施压

①

俯卧位，将按摩球放在左小腿下方。右膝屈曲置于一侧以保持平衡。

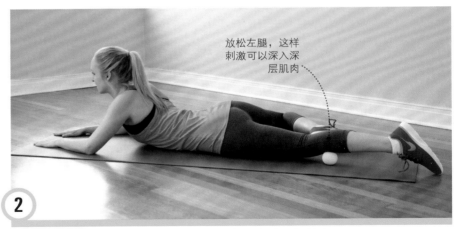

放松左腿，这样刺激可以深入深层肌肉

②

移动手臂和右膝将按摩球向膝关节方向滚动。如果发现痛点，滚动按摩此点20~30秒。

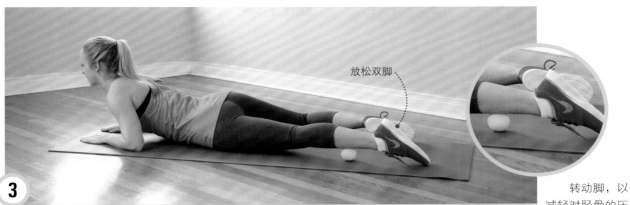

放松双脚·

转动脚，以减轻对胫骨的压力，并持续运用滚动按摩来松解结节。

3

将按摩球滚动至脚踝，按摩痛点20~30秒。

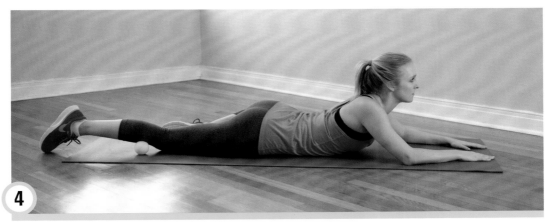

4

将按摩球移至右小腿下，并重复练习。

注意

为避免刺激已经发炎的软组织，不要施加太大、太快的压力。逐次逐渐增加压力。

调整

为了降低难度，坐在椅子上，利用脚跟松解结节。

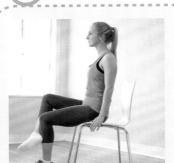

小腿后侧按摩

在许多职业危害中，小腿后侧肌群可能会因过度使用而发生紧张抑制。此练习有助于使它们恢复正常功能。在下半身训练前滚压此区域，特别是在一些弹跳训练之前。

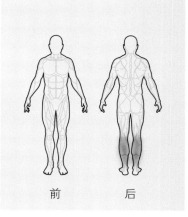

目标肌群

　　胫骨后肌、腓肠肌、比目鱼肌等小腿肌肉。它们控制脚的运动。

前　　　　后

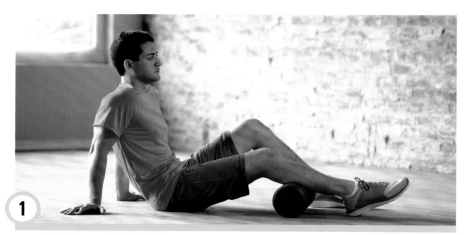

1 坐在地上，将泡沫轴放在右小腿下面，把左脚放在地面做支撑。

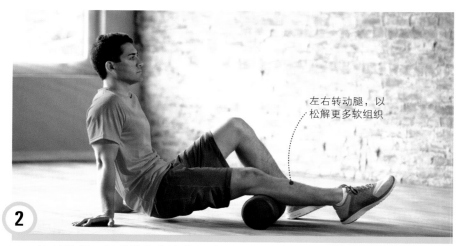

左右转动腿，以松解更多软组织

2 抬起髋部，用手臂和左脚推，将泡沫轴滚动至膝关节。

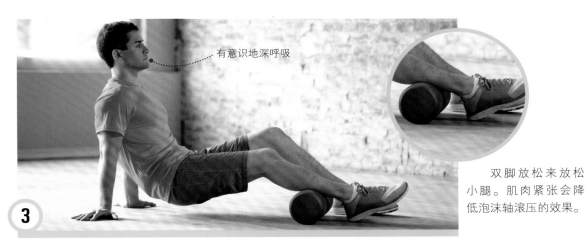

有意识地深呼吸

双脚放松来放松小腿。肌肉紧张会降低泡沫轴滚压的效果。

3

将泡沫轴滚到脚踝。在小腿上下持续滚动20~30秒。

作用
按摩小腿可以提高它们吸收冲击和减缓震动的能力，这就减少了外胫夹的机会。

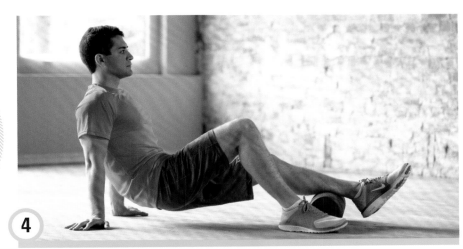

4

将泡沫轴移至左侧小腿下方，然后重复练习。

○ **调整**

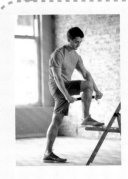

降低动作难度，可以把脚放在椅子上，然后用按摩棒按摩。

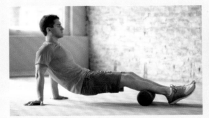

为了降低压力，把两条腿并排放在泡沫轴上。

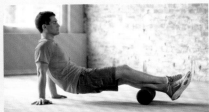

为了增加压力，交叉双腿，把重心转移到目标小腿上。

小腿后侧定点松解

这个更有针对性的方法可以松解小腿上的结节。长期站立人群可能会被这些疼痛结节困扰，而集中松解按压可以很快缓解不适。这也有助于减轻踝和脚的疼痛。

目标肌群

　　小腿上的腓肠肌和比目鱼肌。它们是踝关节主要跖屈肌。

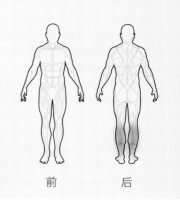

前　　　后

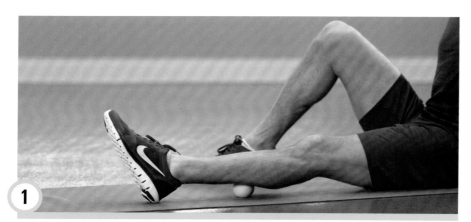

1 　坐在地上，将按摩球放在左小腿下方。将右脚放在地上做支撑。

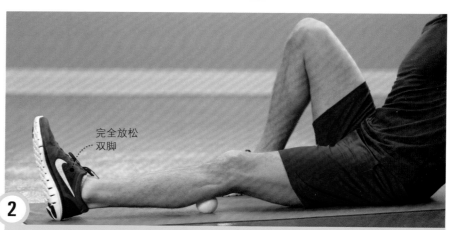

完全放松
双脚

2 　向前滑动身体使按摩球滚到膝关节。如果发现痛点，用球滚动按摩20~30秒。

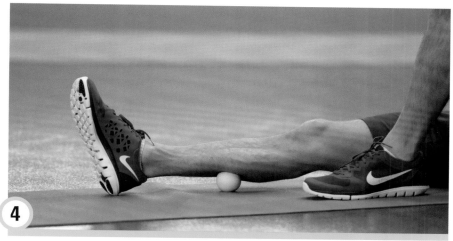

把按摩球滚至脚踝，按摩疼痛点20~30秒。

可能需要较大压力才能将小腿深压向球，以改善血液循环。

把按摩球移至右侧小腿，重复练习。

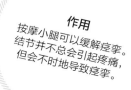

作用
按摩小腿可以缓解痉挛。结节并不总会引起疼痛，但会不时地导致痉挛。

⭕ **调整**

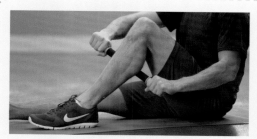

降低动作难度，使用按摩棒和其他滚压工具处理小腿结节。

旋转提踵

当行走时，髋不断内外旋转，脚也随之来回移动。旋转提踵可以改善下肢的运动链关系，使步态更加稳定协调。在运动中减少下肢损伤的风险都需要这种旋转运动。

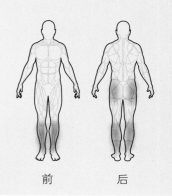
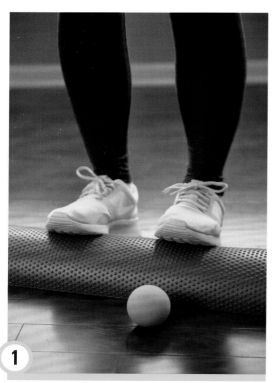

1 两脚分开5~10厘米（2~4英寸）站在半圆形泡沫轴上。

2 将按摩球夹在两脚跟之间，位于踝关节下方。

挤压按摩球，训练脚踝在行走时与髋部对齐，而不是向外侧偏移。

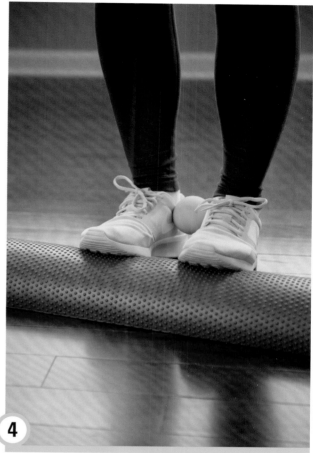

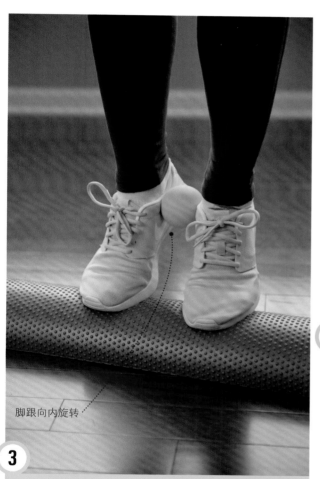

脚跟向内旋转

3

小腿肌肉用力，通过踮脚使身体上抬，同时收紧臀部肌肉，使髋关节向外旋转。

4

完全收缩小腿后，放松臀部肌肉，慢慢地回到起始位置，重复练习15次。

小提示
如果很难保持平衡，轻轻把手放在墙上或椅子上支撑，或者脱掉鞋，把重心放在脚上。

踝关节松解

使用此练习可以缓解主要稳定踝关节的肌肉——腓骨肌群的紧张。如果在有挑战性的路面上行走或跑步，比如土路和沙滩，这些肌肉常会过度疲劳，所以在运动前松解这些肌肉可以达到最佳运动效果。

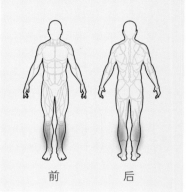

目标肌群

位于小腿外侧的腓骨长肌、腓骨短肌和第三腓骨肌。它们控制着足部的一些动作。

前　　　　后

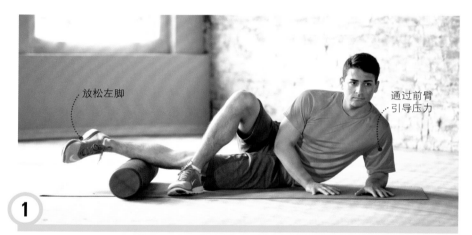

放松左脚

通过前臂引导压力

1

左侧卧位，将泡沫轴放在左小腿下方。右脚着地，用左前臂支撑身体。

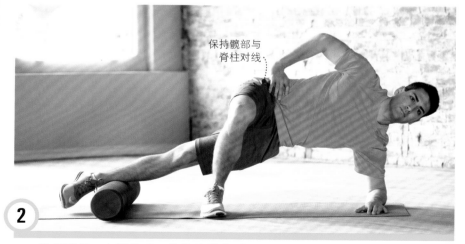

保持髋部与脊柱对线

2

抬起髋部，右腿推动，将泡沫轴向下滚动至脚踝。

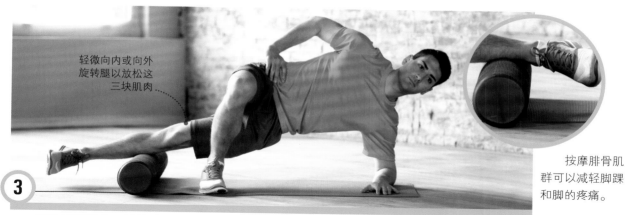

轻微向内或向外
旋转腿以放松这
三块肌肉

按摩腓骨肌
群可以减轻脚踝
和脚的疼痛。

3 滚动至膝关节，继续滚压小腿20~30秒。

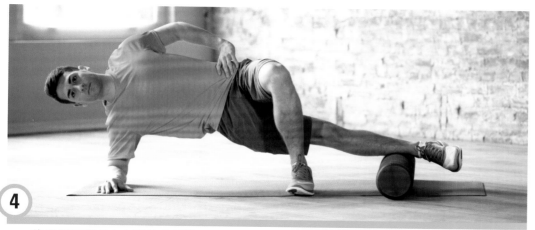

4 将泡沫轴移至右小腿并重复练习。

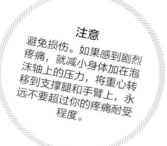

注意
避免损伤。如果感到剧烈
疼痛，就减小身体加在泡
沫轴上的压力，将重心转
移到支撑腿和手臂上，永
远不要超过你的疼痛耐受
程度。

调整

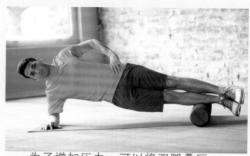

为了增加压力，可以将双腿叠压
在泡沫轴上。

足弓松解

这项关键练习可以减轻足底筋膜炎带来的疼痛，改善足部的血液循环和灵活性。大脑平衡和反应时间的主要输入信号大多来自足底，此练习提高了对这些信号的接受能力。

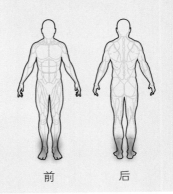

目标肌群

位于足底的足底筋膜。它将跟骨和脚趾连接，支撑着足弓。

前　　　后

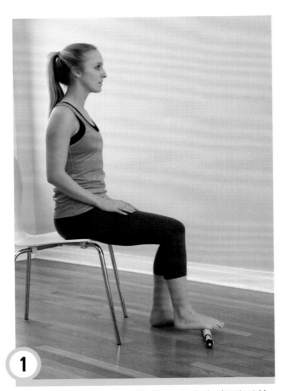

1 坐在椅子上，把按摩棒放在右脚下面的地面上。

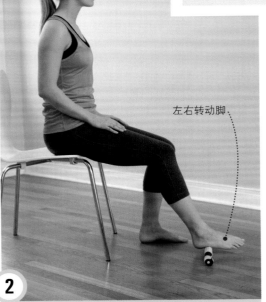

左右转动脚

2 将右脚在按摩棒上前后滑动，从脚掌到足跟，持续30~45秒。换左脚重复。

足部定点松解

良好的足部按摩能够放松双脚并在一定程度上帮助恢复健康，而针对性的足部松解对于结节所致的疼痛具有神奇的缓解作用。如果你是久站人群，小腿肌肉很紧，或者穿了不合脚的鞋，这个练习对你会有帮助。

目标肌群

　　足底的7块主要肌肉，它们共同控制脚趾并稳定足弓。

前　　　　后

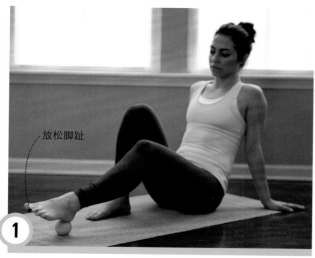

放松脚趾

1 坐在地上，将按摩球放在左脚下方，从脚跟滚到足弓。如果发现疼痛点，滚动按摩20~30秒。

2 重新调整压力点，从足弓向脚掌区域滚动。按摩任何疼痛点20~30秒。然后右脚重复这个动作。

调整

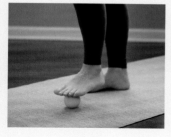

为了增加压力，直立，用脚底深压按摩球。

4 上半身练习

脊柱修复

胸椎从颈部延伸到下背部，这个松解练习可以恢复胸椎的长度和灵活性。这部分脊柱对于头部和肩部的运动至关重要，因此，经常进行这项练习也可以帮助缓解颈部和手臂问题。

目标肌群

恢复从颈部到下背部脊柱胸椎段的良好对线。完成躯干屈曲和旋转。

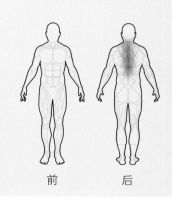

前　　后

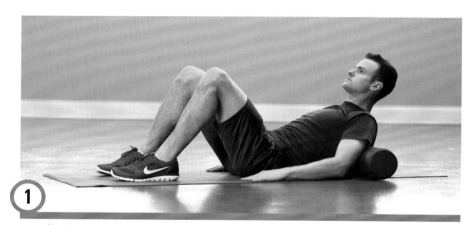

① 仰卧在泡沫轴上，双脚着地保持支撑。

注意
为了防止脊柱损伤，一旦觉得脊柱有疼痛，就停止练习，尝试改进动作以减小对脊柱的压力。

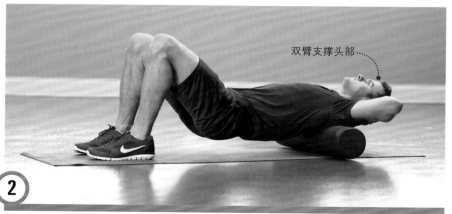

双臂支撑头部

② 吸气，双脚推地，髋部抬起。

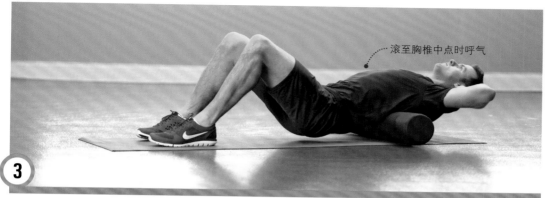

滚至胸椎中点时呼气

3

滚压胸椎段20~30秒，从肩胛骨到胸腔底部，用腿部
帮助泡沫轴上下滚动。

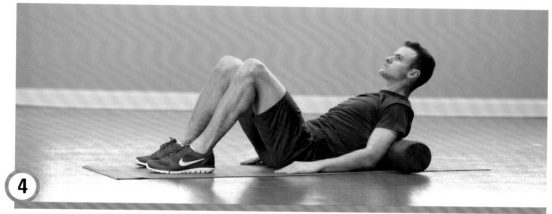

4

在运动过程中选择3~4个点停顿下来，手臂和
髋部着地，深呼气，同时身体重心压在泡沫轴上。

○ 调整

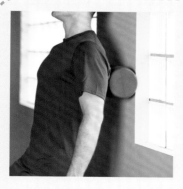

为了减小
压力，可以在墙
上用脊柱胸段
压住泡沫轴，
轻微半蹲来完
成上下滚动。

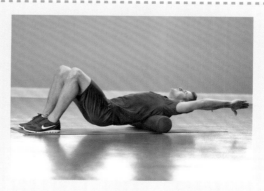

为了增加
难度，可以在
滚动时手臂伸
直举过头顶。

脊柱伸展

伸展脊柱可以恢复从头部到髋部的自然曲度。身体可以通过动作代偿来适应不良的生活方式，而此练习可缓解这些代偿产生的不适。在运动之前做这项练习对你更有帮助。

目标肌群

背部核心肌肉。这些肌肉帮助维持脊柱对线，以改善全身健康。

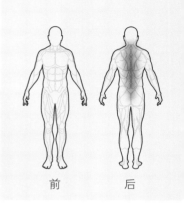

前　　　后

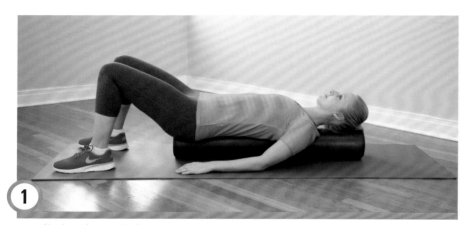

① 仰卧，将头和背靠在泡沫轴上，双脚着地支撑。双臂放在身体两侧。

小提示
为了更加伸展脊柱，这项练习结合了脊柱修复和髋屈肌放松。

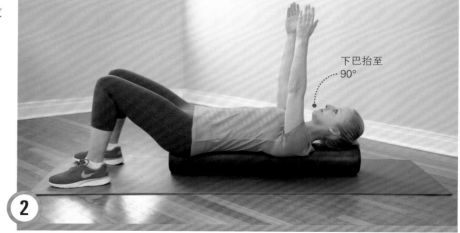

下巴抬至90°

② 用鼻子深吸气，举起双臂。将下背部压向泡沫轴。

92 上半身练习

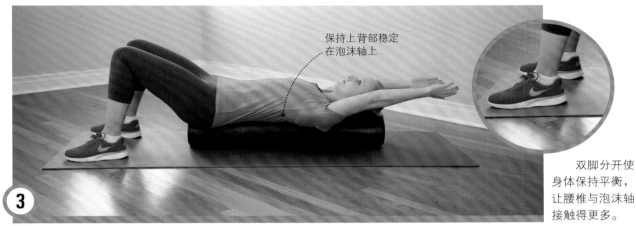

保持上背部稳定
在泡沫轴上

双脚分开使
身体保持平衡，
让腰椎与泡沫轴
接触得更多。

3

用嘴呼气并将手臂伸直举过头顶，伸展
脊柱。

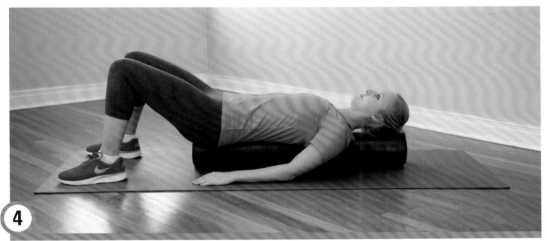

4

手臂回到起始位置，并重复练习10 ~
15次。

作用

将下背部压向泡沫轴会导
致腹部收缩，使此练习成
为一种很好的强化核心的
替代练习。

调整

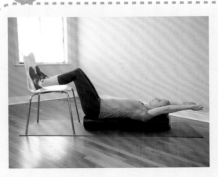

为增加压
力，屈膝将脚放
在椅子上，让身
体更多贴在泡沫
轴上，同时缓解
髋部紧张。

下背部松解

泡沫轴滚压下背部可以缓解肌肉的疲劳，有助于髋部稳定。这个部位的肌肉跨越腰椎，不良姿势或在不平坦的路面上跑步很容易导致这些肌肉疲劳。

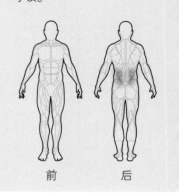

目标肌群

针对放松腰方肌，一块连接胸腔、骨盆和脊柱的肌肉，也是核心肌群的一部分。它帮助支持脊柱，协助呼吸。

前　　　后

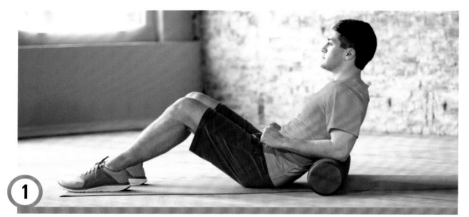

① 坐在地上，将双脚放在身前。将泡沫轴放在下背部后面。

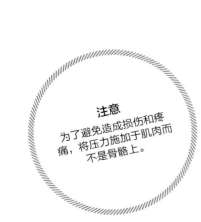

注意
为了避免造成损伤和疼痛，将压力施加于肌肉而不是骨骼上。

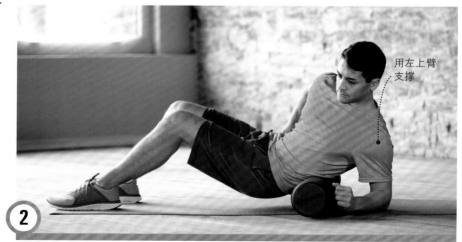

用左上臂支撑

② 将身体转向左侧，抬高髋部，对脊柱左侧骨盆上方的软组织施加压力。

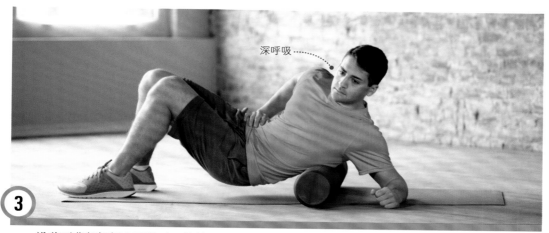

深呼吸

3 沿着下背部轻轻上下滚动，持续20～30秒。

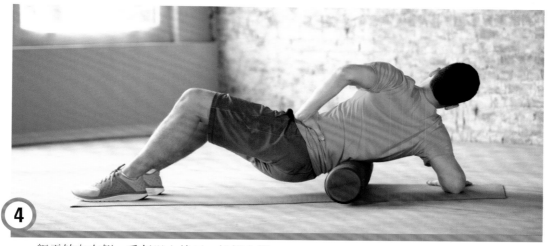

4 躯干转向右侧，重复以上练习，松解右侧下背部。

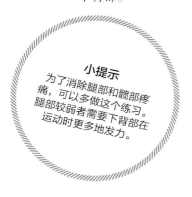

小提示
为了消除腿部和髋部疼痛，可以多做这个练习。腿部较弱者需要下背部在运动时更多地发力。

 调整

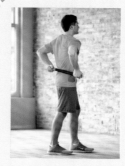

为了降低难度，可以用按摩棒在腰椎两侧松解软组织。

下背部定点松解

泡沫轴滚动松解下背部有助于提升整体活动性，但针对结节松解可更好地调节腰椎疼痛。由于臀部肌肉无力或在进行负重扭转动作时，例如旋转弯腰抱孩子的动作，这些肌肉容易疲劳。

目标肌群

　　腰方肌，连接胸腔、骨盆和脊柱的肌肉，也是核心肌群之一。它帮助支持脊柱，协助身体侧屈。

前　　后

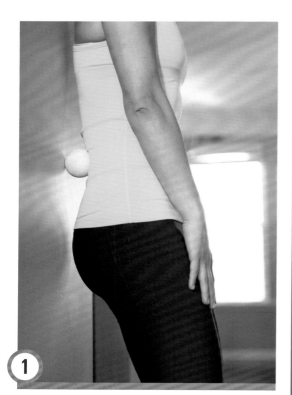

1 　直立并将按摩球压在墙壁和脊柱右侧区域之间，胸腔下方和骨盆上方。

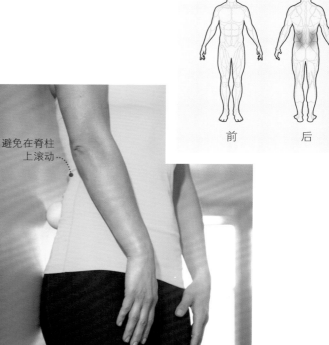

避免在脊柱上滚动

2 　向右转体，从脊柱向外侧横向滚动按摩球。如果发现痛点，滚动按摩20~30秒。

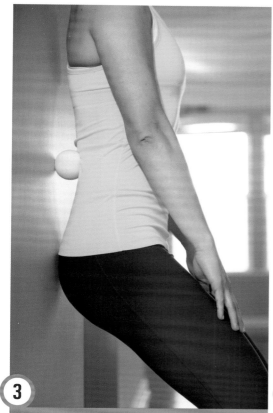

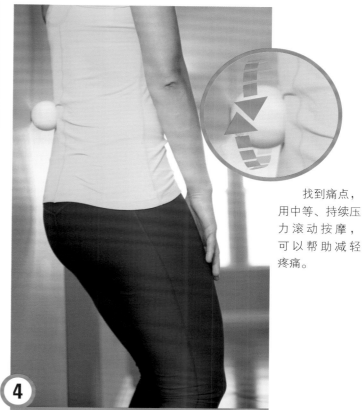

找到痛点，用中等、持续压力滚动按摩，可以帮助减轻疼痛。

3 屈膝，使球垂直向上滚压腰部，按摩特别疼痛的点20~30秒。

4 向左转体，重复练习，松解腰椎左侧区域。

○ **调整**

小提示
要永久性地治愈下背部疼痛，需找出原因。松解结节有短暂的帮助，但肌力太弱和不良习惯会导致背部长期过度疲劳。

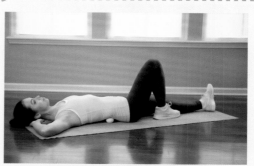

为了增加压力，仰卧将按摩球放在下背部下方。

中背部松解

按摩中背部可使头和肩部区域肌肉恢复平衡。如果头部和手臂在日常活动中经常前伸，那么肩膀很可能会过度疲劳，用泡沫轴松解中背部可以减轻紧张和疼痛。

目标肌群

斜方肌、菱形肌、后锯肌横跨脊柱和中背部的肌肉。它们支撑头部和肩胛骨。

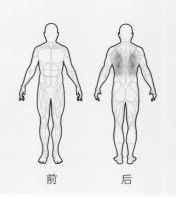

前　　　后

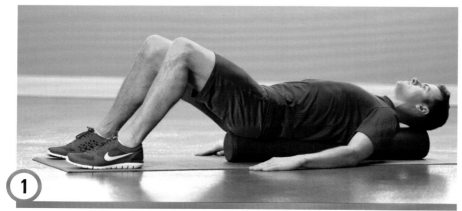

① 仰卧位，将背部和头靠在泡沫轴上，双脚着地支撑。

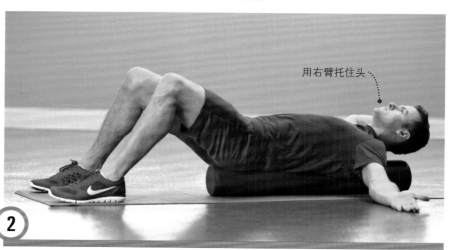

用右臂托住头

② 向左转体，将压力集中在脊柱左侧的肌肉上，并沿着地面伸直左臂。

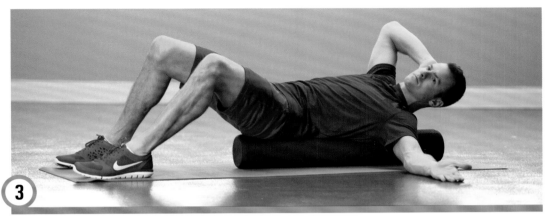

3 从肩胛骨到脊柱，从一侧到另一侧缓慢滚动，持续20~30秒。用腿和躯干推动身体运动。

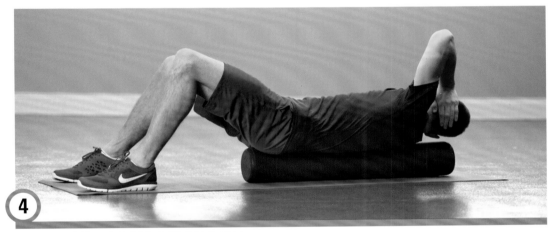

4 向右转体，在右侧中背部重复此练习。

作用
这个练习可以很好地释放压力，帮助放松肌肉，加深呼吸，类似于深层按摩。

 调整

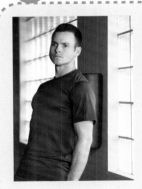

为了降低难度，可以用背部将泡沫轴顶在墙上进行按摩。

中背部定点松解

中背部常会有疼痛的结节。搬运重物、过度运动和不良姿势会导致脊柱对齐不良，导致疼痛。经常做这个简单的练习，可缓解不适。

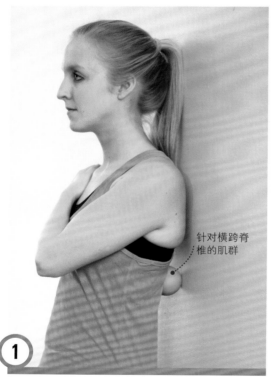

针对横跨脊椎的肌群

1 直立并将按摩球压在墙壁和肩胛骨下方的脊柱左侧区域之间。将左臂放在胸前，身体靠在球上。

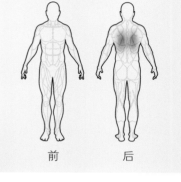

用中等力度滚动按摩背部结节，直到疼痛消失。

2 屈膝，将按摩球沿着中背部向上滚动。如果发现疼痛点，滚动按摩20~30秒。

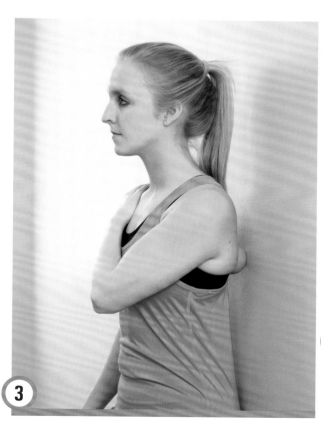

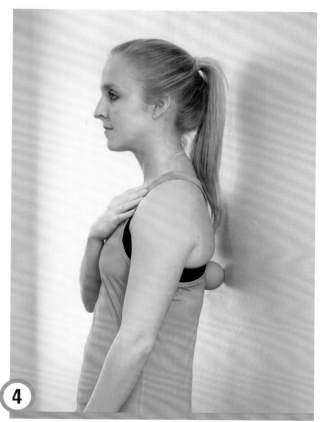

4

将按摩球移至左侧，重复练习。

3

　　向右转体，并将压力重新调整到靠近脊柱的位置。按摩激痛点20~30秒。

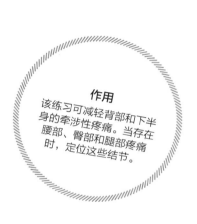

作用
该练习可减轻背部和下半身的牵涉性疼痛。当存在腰部、臀部和腿部疼痛时，定位这些结节。

调整

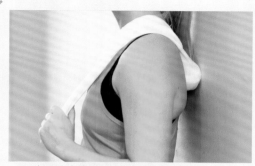

　　为了方便操作，将按摩球放在长筒袜中，抓住袜子来控制球的位置。

中背部激活

这个简单的练习可以恢复背部肌肉平衡，从而影响肩部区域。中背部活动不足会导致上背部过度激活，使颈部、肩部和手臂出现疼痛。这在经常做够物动作的人群中很常见。

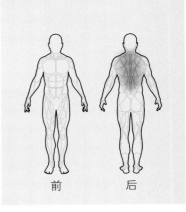

目标肌群

斜方肌，这是一块菱形肌肉，从颈部下方到肩部，向下背部延伸。支撑肩胛骨和手臂。

前　　后

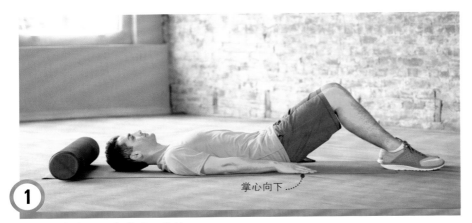

掌心向下

1 仰卧位，双脚着地。将泡沫轴放在头顶上方。

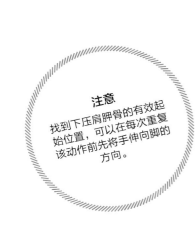

注意
找到下压肩胛骨的有效起始位置，可以在每次重复该动作前先将手伸向脚的方向。

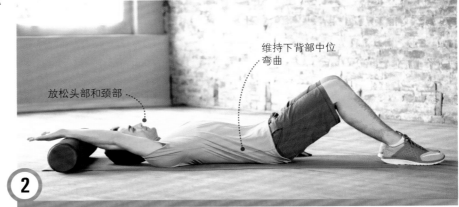

放松头部和颈部

维持下背部中位弯曲

2 将右臂向上向后举起。当手臂与泡沫轴接触时，将其进一步向下按压，直到中背部收紧，并保持3秒。

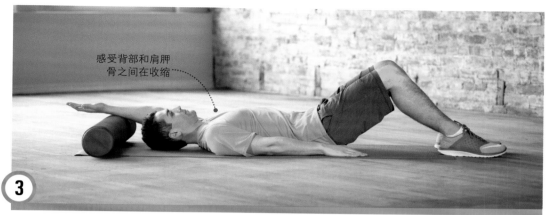

感受背部和肩胛
骨之间在收缩

3

将右臂放回至起始位置，左臂重复练习。

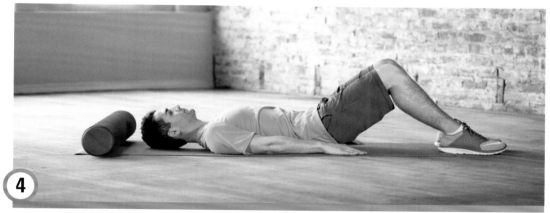

4

将左臂放回起始位置并重复练习10次。

 调整

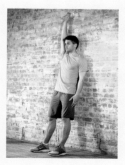

为了降低
难度，向后将泡
沫轴压在墙上，
手臂向上伸直举
过头顶。

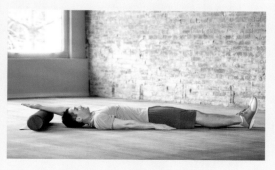

为了增加
难度，膝关节
伸直，增加下
背部的控制。

肩部定点松解

不同的工作和运动需要重复性向后、向上或向外伸展手臂，可能会使肩膀过度疲劳。这些动作会导致结节并引起整个上半身疼痛，但此练习可以缓解这些软组织紧张，并提高其柔韧性。

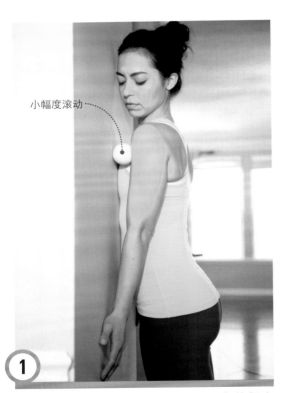

小幅度滚动

1 站立并将按摩球压在墙壁和左肩前部之间。滚压肩膀前面约25秒。

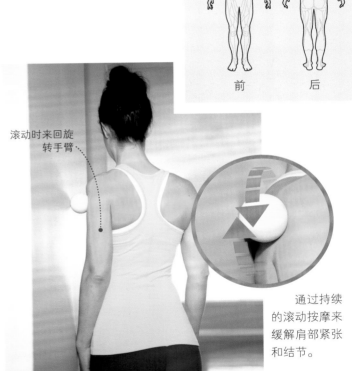

滚动时来回旋转手臂

通过持续的滚动按摩来缓解肩部紧张和结节。

2 转体，滚压左肩外侧20~30秒。

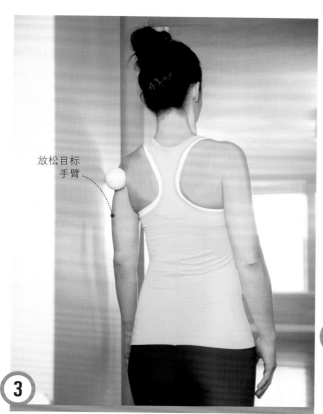

放松目标
手臂

3

再次转动身体，滚压左肩后部20~30秒。

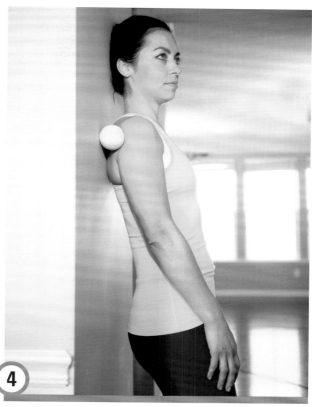

将按摩球移至右肩然后重复该练习。

小提示
治疗持续疼痛，即使在休息时，也要注意周围肌肉中的结节。胸部或腋下的结节可能引起肩部疼痛。

○ 调整

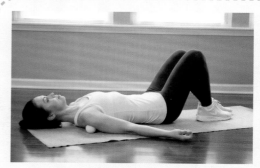

为了增加压力，可以仰卧将按摩球放在肩部下方。

肩胛部松解

肩胛参与不同动作的完成，因此，许多附着的肌肉会变得僵硬和过度疲劳。如果你总是需要把手放在身体前面——打字或玩手机，你可以从这个练习中获益。

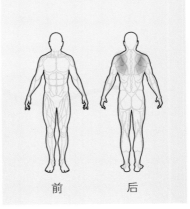

目标肌群

　　肩袖肌群：冈上肌、冈下肌、小圆肌和肩胛下肌。它们稳定肩关节。

前　　　后

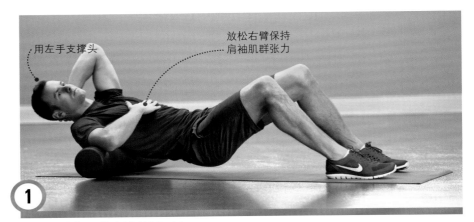

用左手支撑头

放松右臂保持肩袖肌群张力

①

　　仰卧位，将泡沫轴置于右肩下方。调整双脚放在地上，抬起髋部，然后将躯干向右旋转。

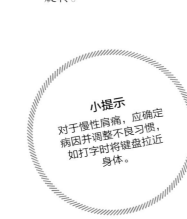

小提示
对于慢性肩痛，应确定病因并调整不良习惯，如打字时将键盘拉近身体。

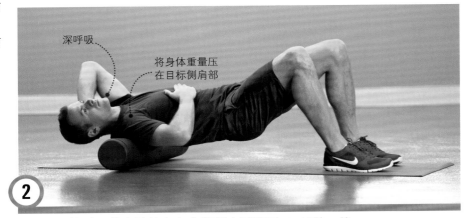

深呼吸

将身体重量压在目标侧肩部

②

　　用腿推动，使泡沫轴在右肩胛部来回滚压20~30秒。然后将躯干左转，在左肩胛部重复此练习。

肩前部松解

松解肩前部可恢复手臂的健康运动，缓解肩前部周围组织的疼痛。对于过头运动，例如篮球、网球和排球运动员尤其受益，通过这项练习可提高肩关节灵活性。

目标肌群

肩部前侧的三角肌前束。三角肌的这部分肌肉向前内收手臂。

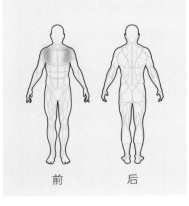

前　　　后

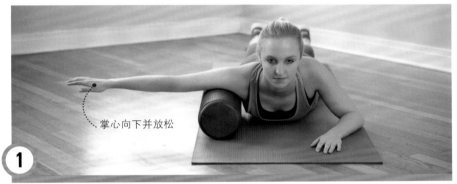

掌心向下并放松

1 俯卧位，右臂伸展90°。将泡沫轴放在右肩前下方。

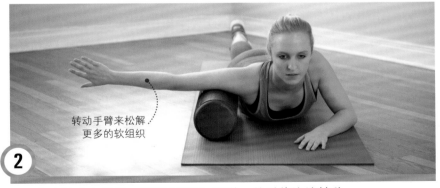

转动手臂来松解更多的软组织

2 左右转动上半身，滚压右臂20~30秒。然后将泡沫轴移至左侧重复同样的练习。

调整

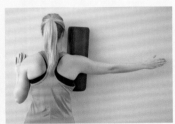

为了减少压力，伸直手臂，将泡沫轴压在墙壁和肩部前侧的位置进行按摩。

肩胛部松动

为了更加高效地完成推拉动作，以及使肩轴肌群更健康，可以用此练习来增加肩胛部的灵活性与稳定性。稳定的肩胛骨有利于高效地完成伸展动作，并有助于减轻肩、背及颈部疼痛。

目标肌群

前锯肌（肩胛骨前方深层）和菱形肌（肩胛骨与脊柱之间）。它们都帮助稳定肩胛骨。

前　　　后

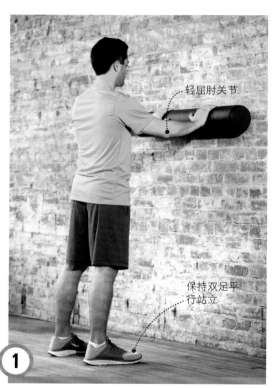

轻屈肘关节

保持双足平行站立

① 双手与肩同高，将泡沫轴固定在墙上，伸直手臂，身体微微前倾。

抬头

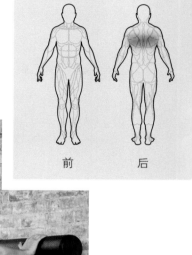

为改善肩关节的稳定性，保持双手固定并垂直于泡沫轴。

② 肩胛骨内收靠拢，这样身体会微微前移靠近墙面。

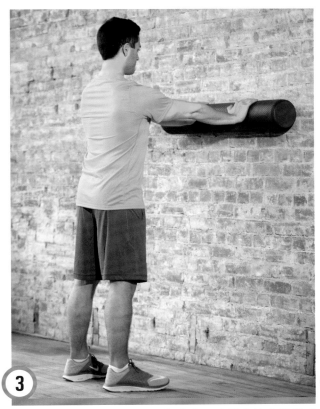

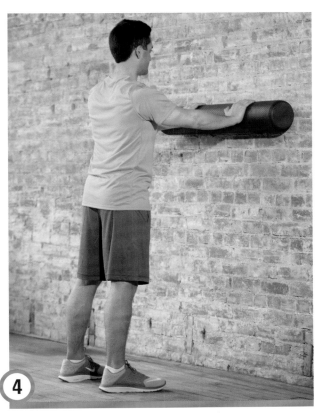

③ 伸展双臂，肩胛骨向两侧分离，这样身体会微微后移远离墙面。同时双肘稍内旋，保持2秒。

④ 回到起始位置，重复以上练习10次。

◯ 调整

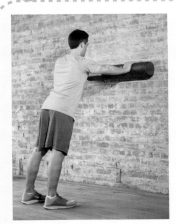

为了增加压力，双足远离墙面。

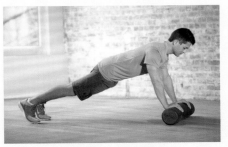

为了增加难度，双手俯卧撑姿势完成以上练习。

胸部松解

一个肌群的紧张可能引发其拮抗肌群的疼痛。例如，胸部肌群的紧张可引起上背部和肩部肌群出现结节与疼痛。用以下练习来松解胸部肌群可以恢复血液循环，改善上半身的相关疼痛。

目标肌群

胸大肌和胸小肌。这些肌肉拉动手臂向前运动。

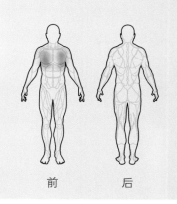

前　　　　后

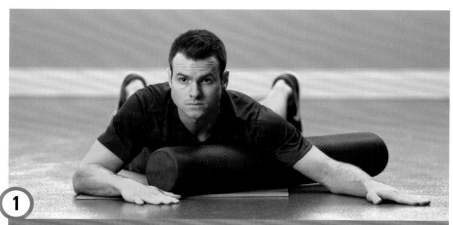

1 俯卧，向侧前方伸直左侧手臂。泡沫轴放置在左腋下。

小提示
可以用另一只手滚动泡沫轴来帮助完成这个动作，以降低动作难度。

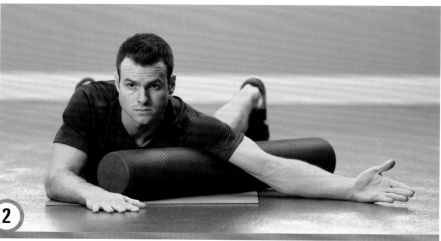

2 手臂外旋，用脚下拉身体，使泡沫轴向上滚到上臂。

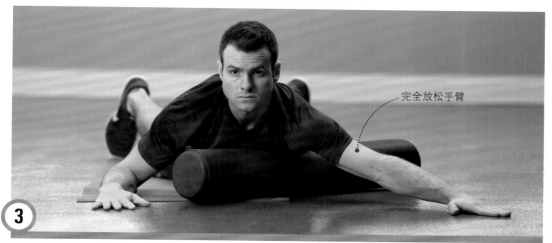

完全放松手臂

3

　　身体向上移动使泡沫轴滚动到胸骨位置，同时手臂内旋，手掌向下。如此来回连续滚动泡沫轴20~30秒。

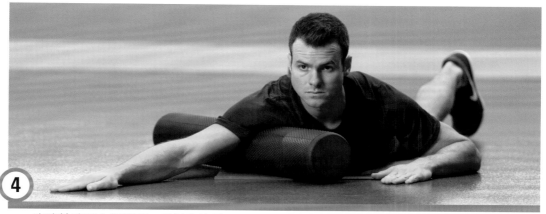

4

　　泡沫轴移至右侧腋下，重复此练习。

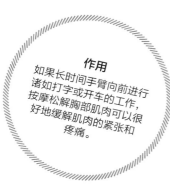

作用

如果长时间手臂向前进行诸如打字或开车的工作，按摩松解胸部肌肉可以很好地缓解肌肉的紧张和疼痛。

调整

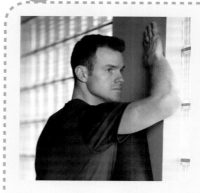

　　为了降低难度，可以面对墙面站立，完成以上胸部松解练习。

胸部定点松解

如果长期从事办公室工作，那么你的胸部肌肉很可存在些小结节。久坐会使肩膀前倾，导致胸部肌肉短缩并引发疼痛。使用按摩球来松解肌肉可以减轻疼痛，提高灵活性。

目标肌群

胸大肌和胸小肌。它们具有向身体中心拉动和旋转手臂的作用。

前　　　后

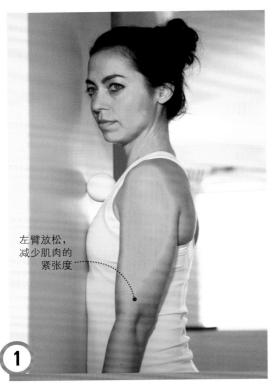

左臂放松，减少肌肉的紧张度

1 站立，用左侧锁骨下胸大肌区域将按摩球按压在墙面上，身体稍前倾压向墙面。

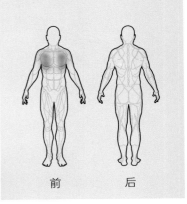

按摩球随着身体侧移而稍微移动

中等压力持续按摩这个区域，可以让胸部感觉到放松，而且呼吸也会更加轻松。

2 身体左右移动，让球在胸部上方横向滚动，如果找到痛点，在痛点上滚动按摩20~30秒。

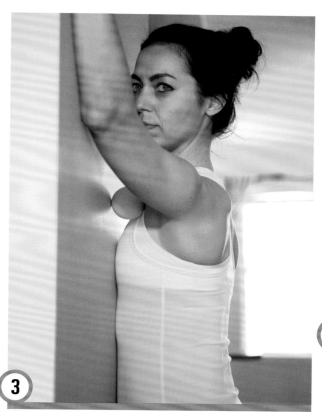

将球移至下胸部，上抬左臂。左右移动身体，让球横向滚过胸部，持续20~30秒，重点按摩痛点。

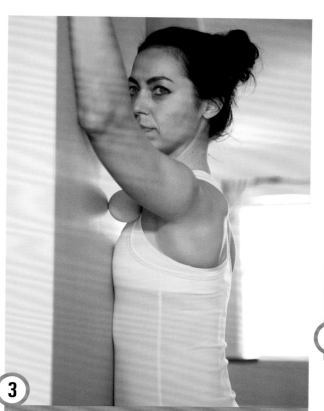

将球移至右侧胸部，重复以上练习。

作用

此定点松解可缓解长期背背包引起的躯干上部疼痛。但长期的解决方案还是需要积极调整引发问题的生活方式与不良姿势。

○ **调整**

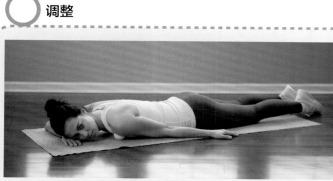

为了方便松解胸部前侧其他触发点，俯卧位，把按摩球放在胸部下方，慢慢弧形移动手臂。

背阔肌松解

为了减轻肩部及周围肌肉的紧张，背阔肌松解练习可以拉伸肌肉并恢复过头运动功能。如果你需要长时间抬起手臂过头或将双臂保持在身体两侧，按摩背部这个区域会让你受益。

目标肌群

　　背阔肌，背部最宽大的一块肌肉。它控制肩关节完成拉的动作。

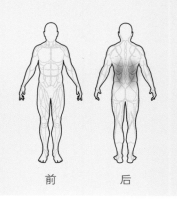

前　　　　后

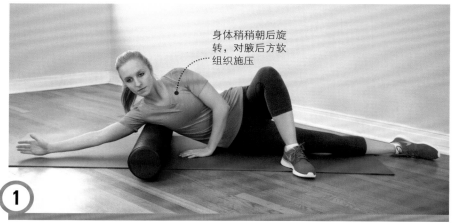

身体稍稍朝后旋转，对腋后方软组织施压

1

　　右侧卧位，泡沫轴放在右腋后下方，左脚着地支撑控制身体。

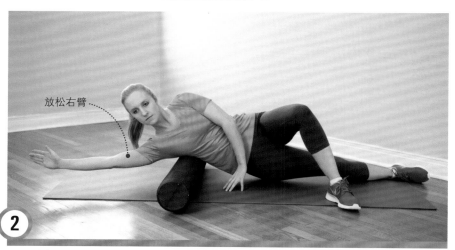

放松右臂

2

　　髋部抬离地面，通过对侧手和脚支撑控制身体移动，将泡沫轴向下滚动到肩胛骨。

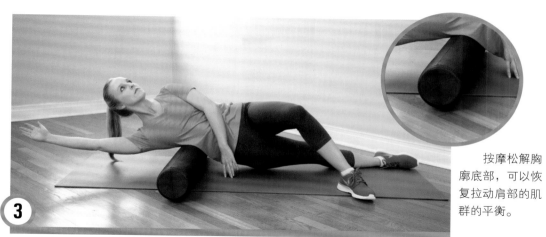

按摩松解胸廓底部，可以恢复拉动肩部的肌群的平衡。

3

将躯干向后旋转，滚动泡沫轴至胸廓底部。
持续沿背阔肌来回滚动20~30秒。

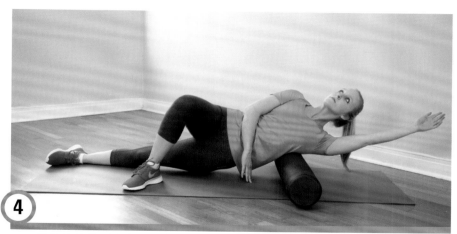

4

将泡沫轴移至左边，重复此练习。

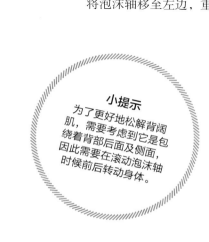

小提示
为了更好地松解背阔肌，需要考虑到它是包绕着背部后面及侧面，因此需要在滚动泡沫轴时候前后转动身体。

调整

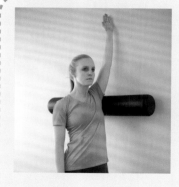

为了降低难度，可以站立位上举手臂，侧身把泡沫轴压在墙上，然后通过屈伸膝关节来滚动泡沫轴。

腋下松解

这个练习的小幅度运动针对的是手臂连接胸廓的部位。如果你常需要长时间保持手臂靠近身体两侧，这一部位的肌肉可能会紧张和疼痛。泡沫轴松解可以帮助恢复这些肌肉的长度和血液循环。

目标肌群
　　该练习是以冈下肌、大圆肌和小圆肌为目标，该肌群位于腋下，可帮助稳定肱骨（上肢带骨）。

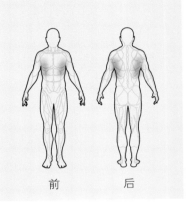

前　　后

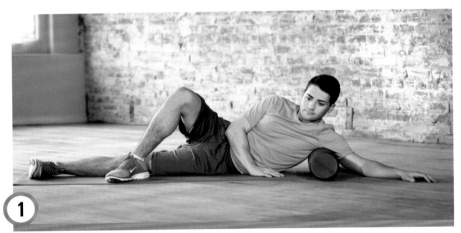

1

左侧卧位，泡沫轴放在左腋下方，右脚着地支撑控制身体。

通过右手帮助身体转动或控制泡沫轴。

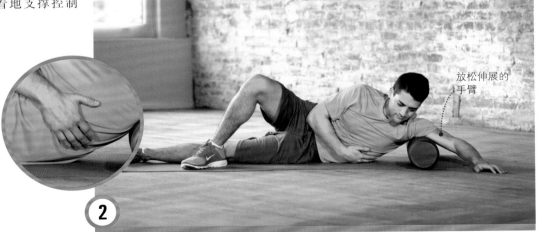

放松伸展的手臂

2

身体前倾，借助右脚拉动身体，将泡沫轴向上滚动到上臂。

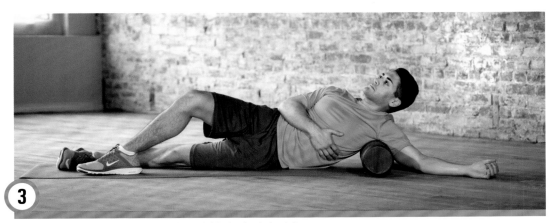

3 向后转动躯干和左臂，将泡沫轴滚动到腋下底部。在腋下持续滚动20~30秒。

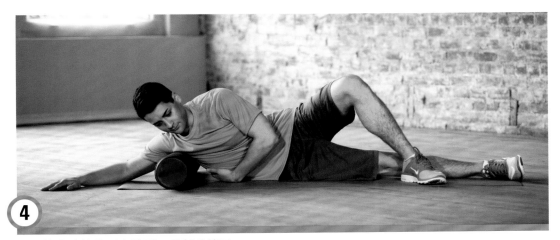

 将泡沫轴移至右腋下，重复此练习。

作用
此练习通过改善某些肌肉的柔韧性同时降低拮抗肌的张力，恢复肩部肌群的平衡。

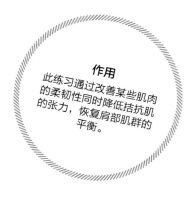

○ **调整**

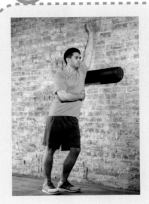

为了降低难度，可以站立位上举手臂，用腋窝部位将泡沫轴压在墙面上来完成以上练习。

肱二头肌松解

如果在负重屈肘动作时肱二头肌出现疼痛，那么对这个肌群进行按摩可以改善血液循环，缓解肌紧张。长期紧张的肱二头肌可能导致肩、肘、腕、手等的功能障碍。

目标肌群
　　位于上臂内侧的肱二头肌。这些肌肉有助于屈肘、旋转前臂、稳定肩胛骨。

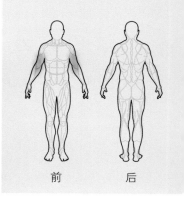

前　　　　后

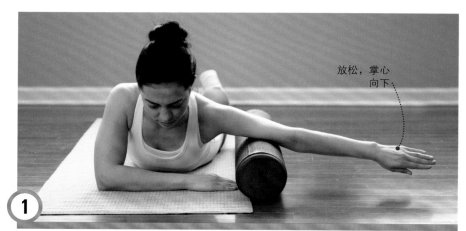

放松，掌心向下

1

　　俯卧，将左臂外展90°。将泡沫轴放在左侧肱二头肌下方。

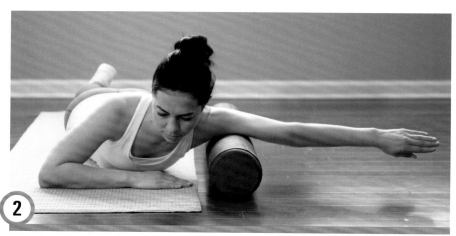

2

　　左右移动上半身使泡沫轴在肩与肘间来回滚动20~30秒。

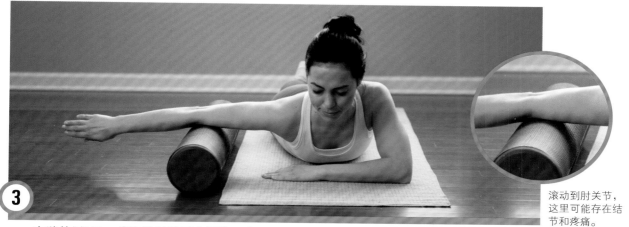

右臂外展90°，将泡沫轴移至右侧肱二头肌。

滚动到肘关节，这里可能存在结节和疼痛。

3

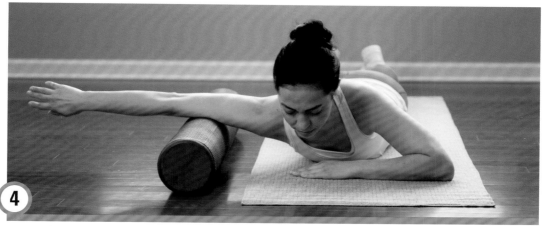

4

左右移动上半身使泡沫轴在肩与肘关节间
来回滚动20~30秒。

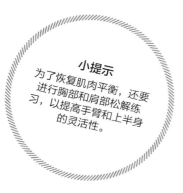

小提示
为了恢复肌肉平衡，还要
进行胸部和肩部松解练
习，以提高手臂和上半身
的灵活性。

○ **调整**

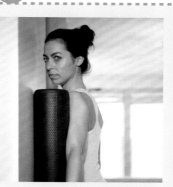

为了降低
难度，可用肱
二头肌将泡沫
轴压在墙上。

肱三头肌松解

松解肱三头肌可减轻肩、肘的相关疼痛。无论是在工作或运动中，重复地伸展肘关节都会使肱三头肌易受损伤，产生疼痛的结节。这可以用泡沫轴来缓解。

目标肌群

　肱三头肌后群。功能是伸肘并稳定肩部。

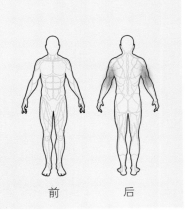

前　　后

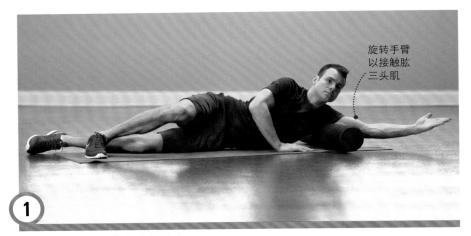

旋转手臂以接触肱三头肌

1 左侧卧位，将泡沫轴放在左臂下方，然后将右脚放在地上以获得支撑。

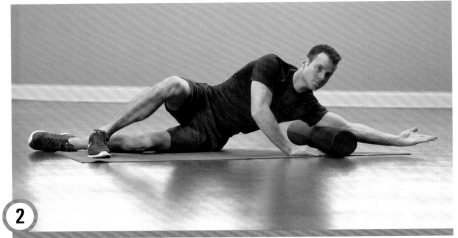

2 用右手臂和右腿推动以滚动泡沫轴至肘关节。

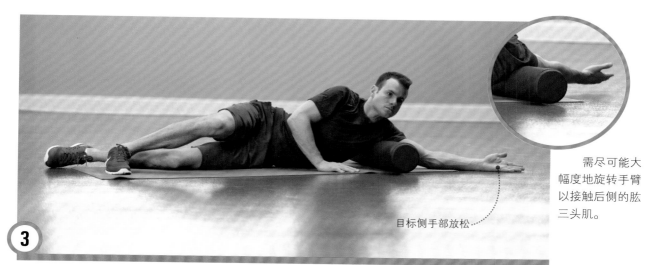

需尽可能大幅度地旋转手臂以接触后侧的肱三头肌。

目标侧手部放松

3

滚动至腋下。持续滚压肱三头肌20~30秒。

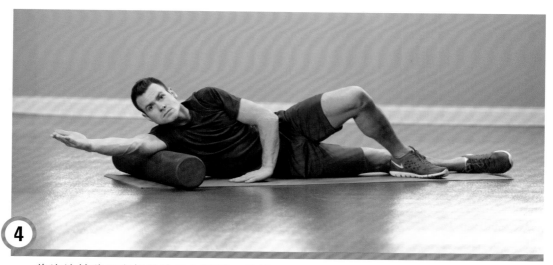

4

将泡沫轴移至右侧的肱三头肌下，重复练习。

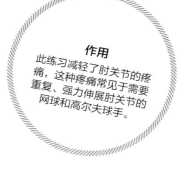

作用
此练习减轻了肘关节的疼痛，这种疼痛常见于需要重复、强力伸展肘关节的网球和高尔夫球手。

前臂滑墙

这个沿着墙壁滑行的动作可以在手过头的位置上建立肩部的灵活性。在粉刷墙壁或将行李放入行李架等过头动作中，都需要肩部有足够的灵活性来预防损伤。

目标肌群

前锯肌（沿着两侧肋骨）。其功能是使肩胛骨上回旋。

前   后

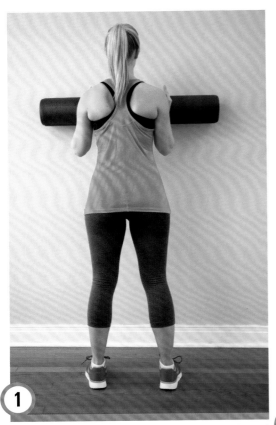

1 双脚分开与肩同宽，站在距离墙壁约30厘米处。用双手将泡沫轴固定到墙上。

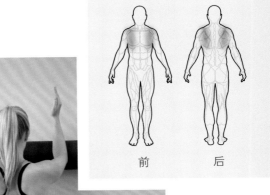

利用前臂向墙面施加压力产生肌肉收缩，但身体不要向前倾斜。

2 通过手臂向泡沫轴施加压力。慢慢地将前臂向上滑动，避免耸肩。

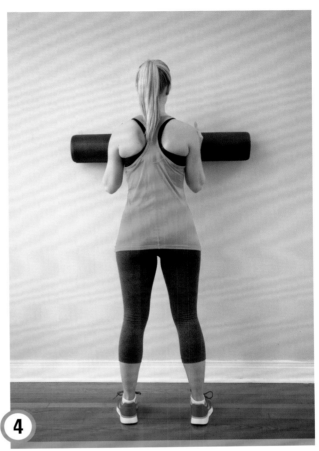

4

将手臂收回到起始位置，重复练习10次。

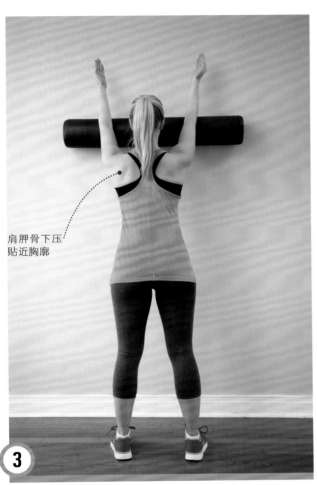

肩胛骨下压
贴近胸廓

3

向上滑动时，手掌内旋。持续上滑，直到手臂伸直。

小提示
针对正确的肌肉，首先
将肩胛骨靠拢。关键是
尽可能向上滑动同时避
免耸肩。

颈部松解

如果总是习惯性地低头，滚压颈后部有助于松解颈后肌肉。头部长期前倾会使颅骨底部的肌肉过度疲劳，但颈后部滚压松解有助于缓解紧张，甚至减少头痛的发生。

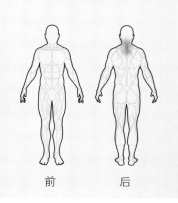

前　　　后

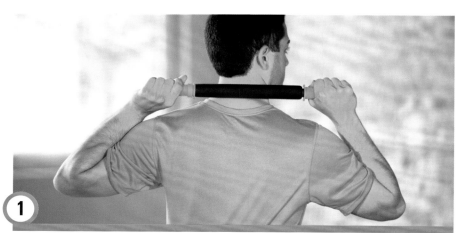

1 舒适站姿，用按摩棒按摩颈部右侧。

对软组织施加中等压力，而不是脊柱

握紧按摩棒并向前推动以产生适度的压力。

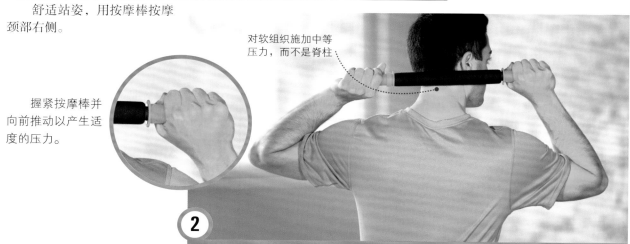

2 向右侧转头，从颈部右侧向上滚动到耳下面。

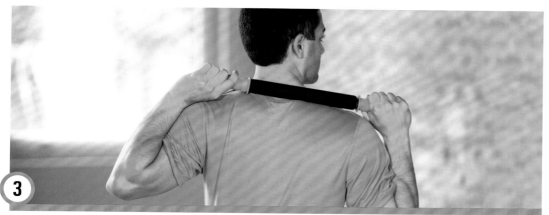

3 从颈部右侧向下滚压至肩部。继续滚动颈部右侧，持续20~30秒。

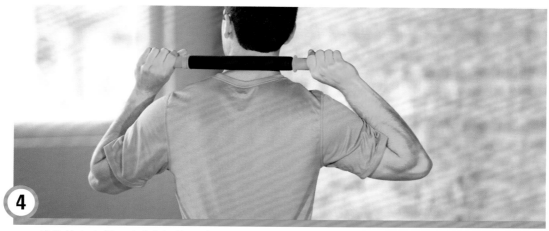

4 将头转向左侧，在左侧颈部重复此练习。

作用
这个练习可以放松因经常习惯性向下看手机导致的"阅读颈"。向下看时应尽量多得移动眼睛而不是用颈部。

 调整

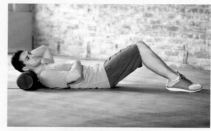

为了降低难度，可以将泡沫轴放在颈部下方，轻柔地左右转动头部。

指屈肌松解

提包、打字或握手都会使用手和指屈肌群。它们将手和手指屈曲，但过度使用和活动不足都会导致紧张。此练习有助于缓解疼痛和紧张。

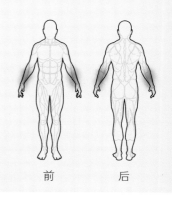

前　　后

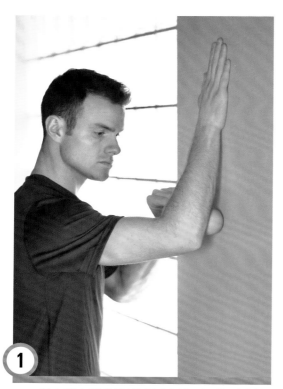

1 用右臂内侧将按摩球压在墙面，将手掌帖在墙上，然后压住球。

2 右前臂向上移动将球滚过指屈肌。如果发现痛点，则滚动按摩痛点20~30秒。然后换左臂重复练习。

指伸肌松解

当手进行伸直、上举、牵拉、指点动作时，将会激活手和指伸肌群。这些肌肉很容易过度使用和受伤，特别是当你打字时由于键盘放置不当使手腕低于键盘位置。此练习可以减轻疼痛。

目标肌群

    手和指伸肌群，它们起自肘外侧附近。作用是伸直、上抬腕关节和手指。

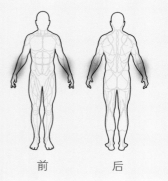

前   后

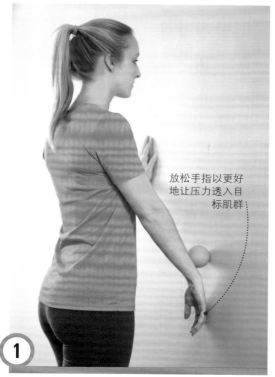

放松手指以更好地让压力透入目标肌群

1 将按摩球压在墙壁和右前臂外侧之间，身体靠向球。

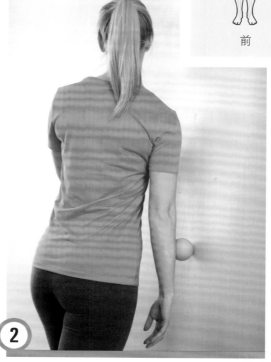

2 屈膝将球滚过指伸肌。如发现疼痛点则滚动按摩痛点20~30秒。然后换左臂重复练习。

手掌定点松解

从写字到拿包，日常活动几乎都会用到双手，很容易导致手掌的肌肉过度使用。所以经常做这个练习，可松解手掌的结节并缓解紧张。

目标肌群
手掌的四条最大的肌肉。这些肌肉控制拇指的运动。

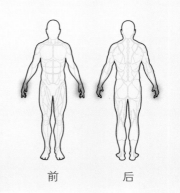

前　　　后

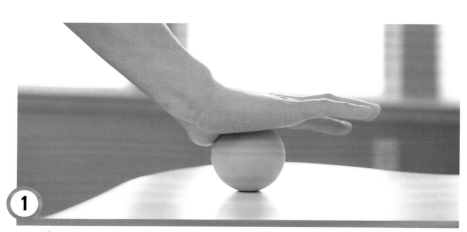

1 将按摩球放在一个高的平面上，右手掌放在球上面。

作用
通过手掌的滚动来刺激皮肤中的传入神经，从而提高协调性。

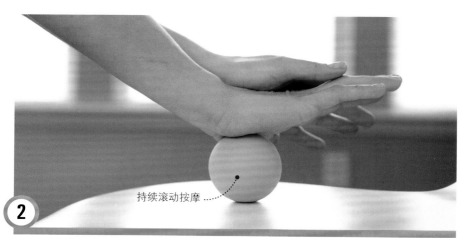

持续滚动按摩

2 左手压在右手背上，用力将手掌压按摩球，在手掌和手指中间的区域按摩20~30秒。

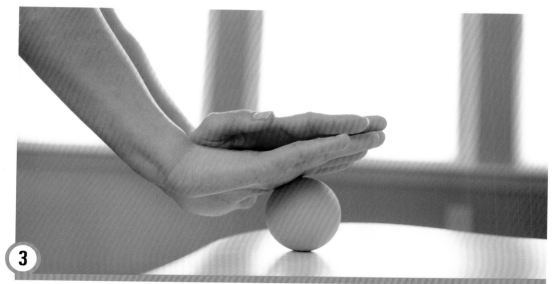

3 在手掌其他部位滑动按摩球，如果发现特别
疼痛的点，则滚动按摩痛点20~30秒。

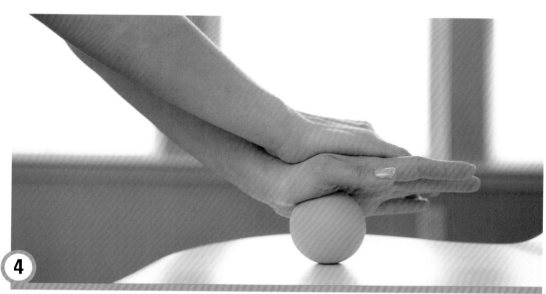

4 将按摩球移至左手，重复此练习。

5 疼痛缓解方案

上背部

伸手打字或低头看手机都会使上背部肌肉紧张，这些肌群会出现失衡工作状态。这些练习可以增强背部肌肉的力量和柔韧性，从而减缓上背部疼痛。

准备

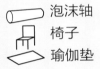

泡沫轴
椅子
瑜伽垫

练习

- 按顺序做练习。
- 每个练习持续30~45秒。
- 深呼吸，放松肌肉。
- 多花点时间松解更疼痛的上半身肌肉。

练习	工具	页码
1 胸部松解		110
2 肩前部松解		107
3 脊柱修复		90
4 脊柱伸展		92
5 坐位胸廓旋转		26
6 中背部激活		102
7 平板支撑进阶		16

脊柱伸展

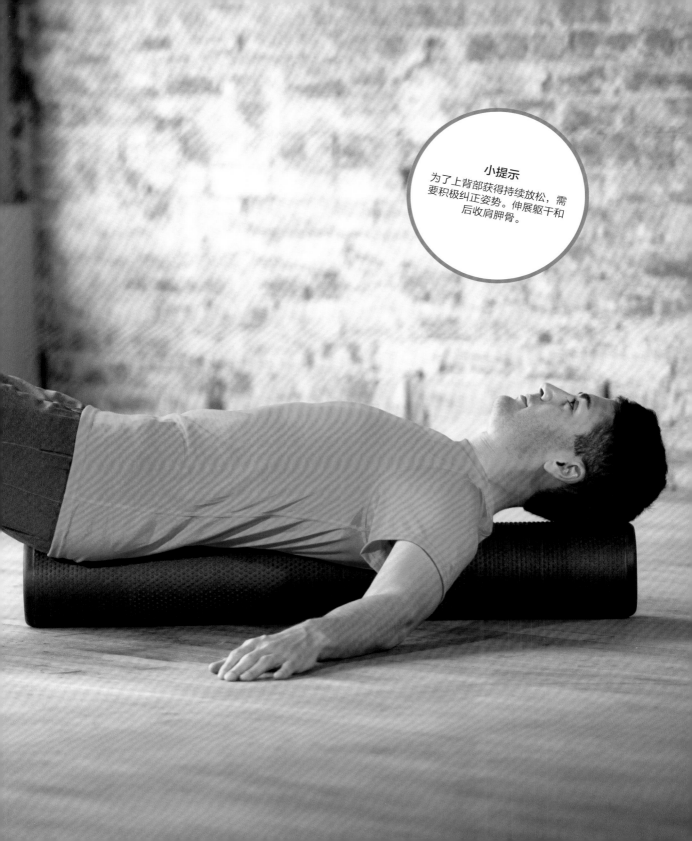

小提示
为了上背部获得持续放松，需
要积极纠正姿势。伸展躯干和
后收肩胛骨。

下背部

当髋关节活动度下降或紧张时，下背部肌群会出现代偿动作，使下背部肌群出现结节和力线变化。执行此方案可以激活臀部肌肉，按摩相关肌肉，减缓下背部不适。

准备

- 泡沫轴
- ◯ 按摩球
- ▱ 瑜伽垫

练习

- ◉ 按顺序做练习。
- ◉ 每个练习持续30~45秒。
- ◉ 监控疼痛程度并相应地调整压力。
- ◉ 将压力集中在你的软组织上，避免滚压骨骼。

	练习	工具	页码
1	髋屈肌松解	⬭	42
2	腘绳肌松解	⬭	64
3	脊柱修复	⬭	90
4	下背部松解	⬭	94
5	下背部定点松解	◯	96
6	脊柱伸展	⬭	92
7	鸟犬式	⬭	22

下背部松解 ▶

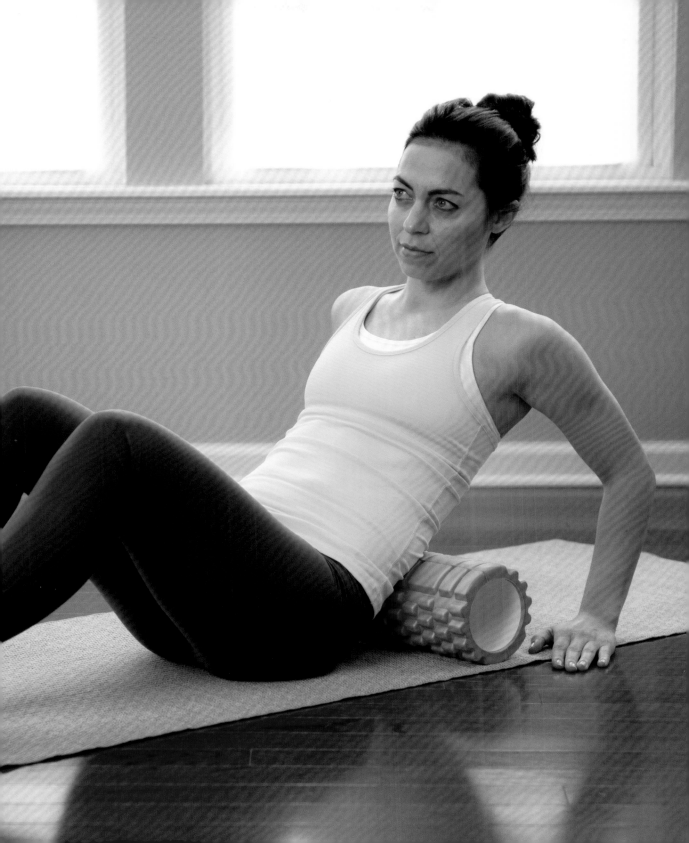

肩颈

如果你经常做重复上举或向前伸手臂的动作，或工作生活中上半身常常很少活动，那么你的颈肩部关节和软组织会极易出现紧张，这些都能形成姿态不良。这些练习可以减缓疼痛，矫正姿势。

准备

按摩棒

泡沫轴

瑜伽垫

练习

- 按顺序做练习。
- 每个练习持续30~45秒。
- 监控疼痛程度并相应地调整压力。
- 放松颈部和手臂肌肉，使松解效果更佳。

练习	工具	页码
1 颈部松解		124
2 肩胛部松解		106
3 脊柱伸展		92
4 胸部松解		110
5 中背部松解		98

肩胛部松解 ▶

肩颈针对性松解

如果肩或颈部出现疼痛或紧张，那可能是这部分肌群工作失衡（过度使用或失用）。以下方案松解结节的同时可以恢复并维持肌群无痛状态。

准备

○ 按摩球
▭ 泡沫轴
◇ 瑜伽垫

练习

○ 按顺序做练习。
○ 每个练习持续30~45秒。
○ 深呼吸，放松肌肉。
○ 找到肩和颈部疼痛的结节。

	练习	工具	页数
1	中背部定点松解	○	**100**
2	肩部定点松解	○	**104**
3	肩胛部松解	▭	**106**
4	胸部定点松解	○	**112**
5	腋下松解	▭	**116**

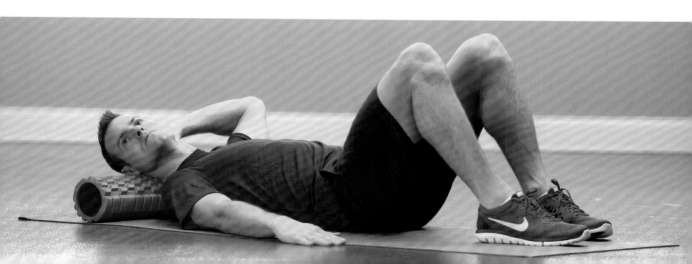

髋部

起止点固定在骨盆周围的肌群可能使髋关节出现紧张疼痛、活动受限。如果髋部和相关肌肉过度使用或运动不足，可使用此方案来增进柔韧性和肌肉健康。

准备

- 泡沫轴
- 按摩球
- 瑜伽垫

练习

- 按顺序做练习。
- 每个练习持续30~45秒。
- 深呼吸，放松肌肉。
- 针对最紧张的肌肉重复练习。

	练习	工具	页码
1	髋屈肌松解		42
2	臀部肌群松解		50
3	股四头肌松解		58
4	大腿外侧和髋部松解		62
5	大腿内侧松解		68
6	腘绳肌松解		64
7	髋旋转肌定点松解		44

大腿外侧和
髋部松解 ▶

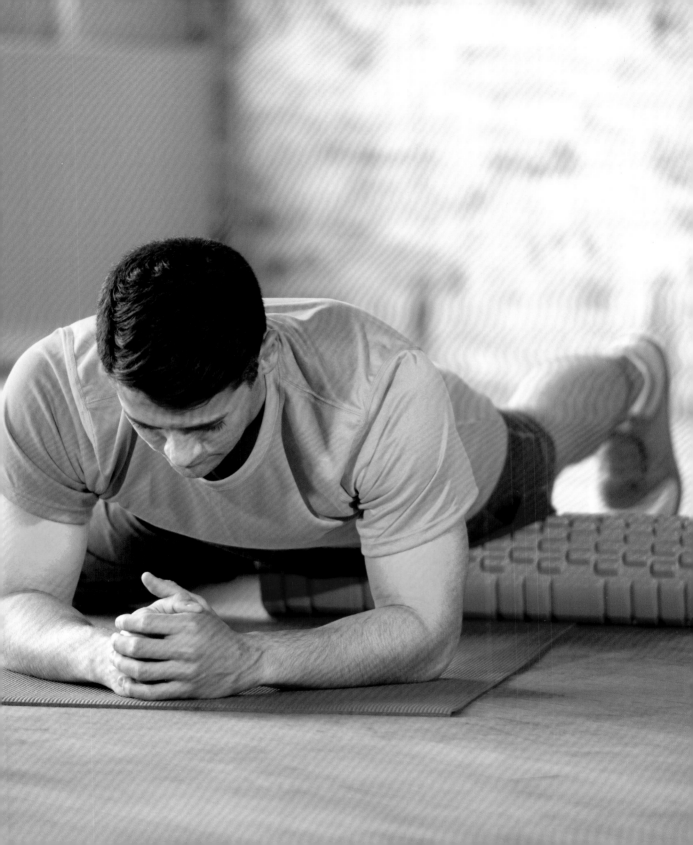

小腿

不是只有跑步热爱者才会出现下肢疼痛——有时反复地踩刹车和油门踏板也会导致疼痛。你的小腿经常会过度使用，所以做这些练习可以缓解不适。

准备

▭ 泡沫轴
▱ 按摩棒
🪑 椅子
▱ 瑜伽垫

练习

○ 按顺序做练习。
○ 每个练习持续30~45秒。
○ 深呼吸，放松肌肉。
○ 保持脚和踝放松，使松解效果更佳。

练习		工具	页码
1	小腿后侧按摩	▭	78
2	膝关节松解	▭	72
3	小腿前侧松解	▭	74
4	踝关节松解	▭	84
5	足弓松解	▱	86

小腿后侧按摩 ▶

足

由于长期穿着袜子和鞋，脚很容易出现麻木和疼痛，同时本体感觉也会下降。完成这些练习，可以预防和减轻足部的疼痛同时提高平衡能力。

准备

- 按摩棒
- 按摩球
- 泡沫轴
- 半圆形泡沫轴
- 椅子
- 瑜伽垫

练习

- 按顺序做练习。
- 每个练习持续30~45秒。
- 深呼吸，放松足部。
- 脱掉袜子和鞋。

练习	工具	页码
1 足弓松解		**86**
2 小腿后侧定点松解		**80**
3 踝关节松解		**84**
4 足部定点松解		**87**
5 旋转提踵		**82**

作用
按摩足底可以使足部众多神经末梢的感觉传入更敏锐，即使穿着鞋子足部也能感受到这些。

手掌定点松解

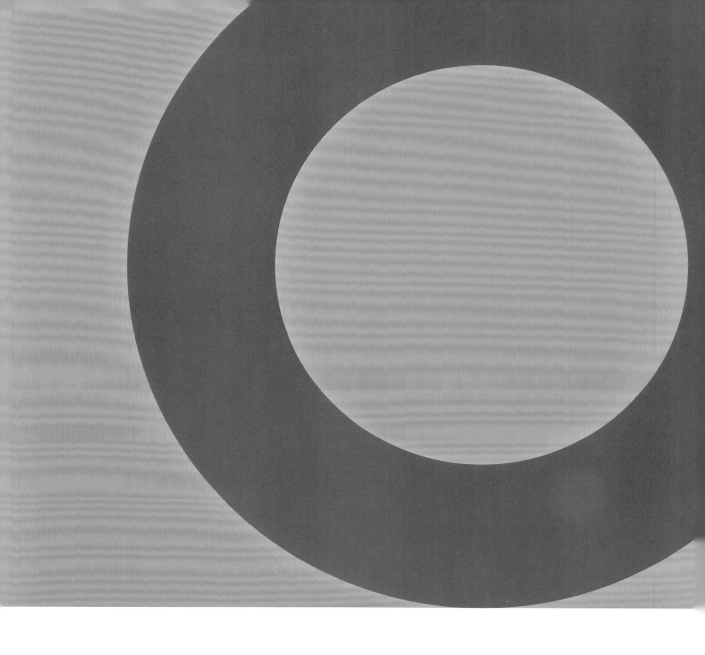

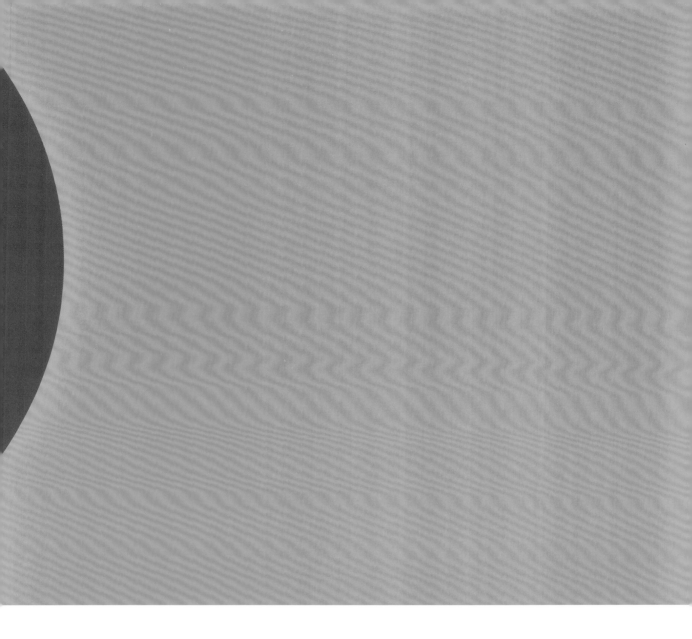

6 生活方式方案

久坐

久坐对身体是有害的，因为久坐会形成不良姿势，使肌肉失衡，最终引起全身疼痛和关节僵硬。以下练习方案可用来缓解身体紧张，重塑身体的灵活性。

准备

泡沫轴

半圆形泡沫轴

瑜伽垫

练习

- 按顺序进行练习。
- 每个练习持续30~45秒。
- 深呼吸，放松肌肉。
- 严重受限的肌肉可使用纹理较深的滚轴进行练习。

	练习	工具	页码
1	髋屈肌松解		42
2	股四头肌松解		58
3	腘绳肌松解		64
4	脊柱修复		90
5	脊柱伸展		92
6	臀桥		54
7	前臂滑墙		112
8	过头深蹲		36
9	平板支撑进阶		16

髋屈肌松解 ▶

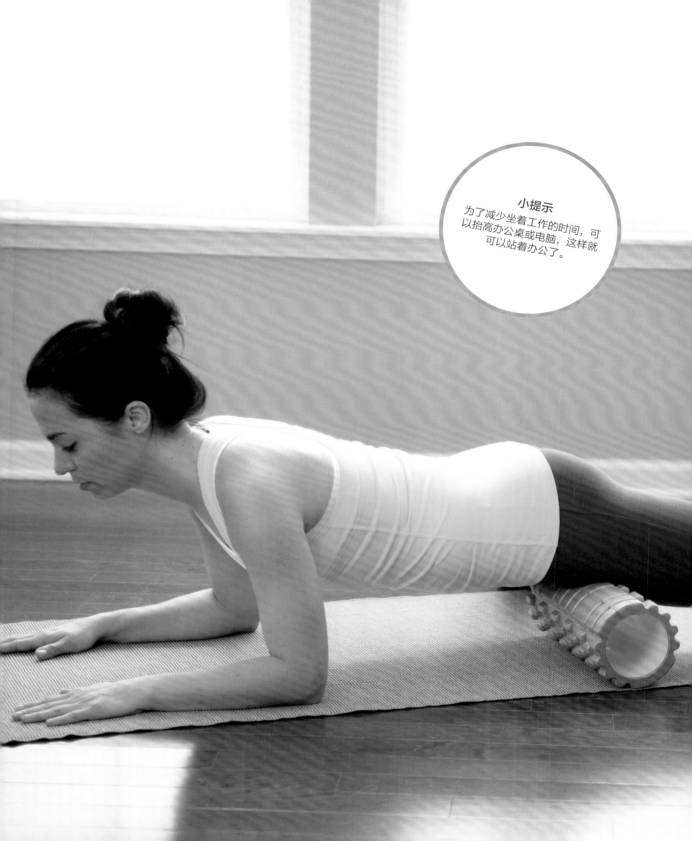

小提示
为了减少坐着工作的时间，可以抬高办公桌或电脑，这样就可以站着办公了。

久站

要求久站的职业，如餐厅或零售工作，会导致肌肉失衡和关节僵硬。以下练习方案可以用来恢复运动功能。

准备

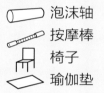

泡沫轴
按摩棒
椅子
瑜伽垫

练习

- 按顺序进行练习。
- 每个练习持续30~45秒。
- 监控疼痛程度并相应地调整压力。
- 脱掉鞋，提高本体感觉。

练习		工具	页码
1	臀部肌群松解		50
2	股四头肌松解		58
3	腘绳肌松解		64
4	小腿后侧按摩		78
5	足弓松解		86
6	直腿抬高		32
7	泡沫轴走步		20
8	半跪式核心转体		28
9	直腿臀桥		56

臀部肌群松解 ▶

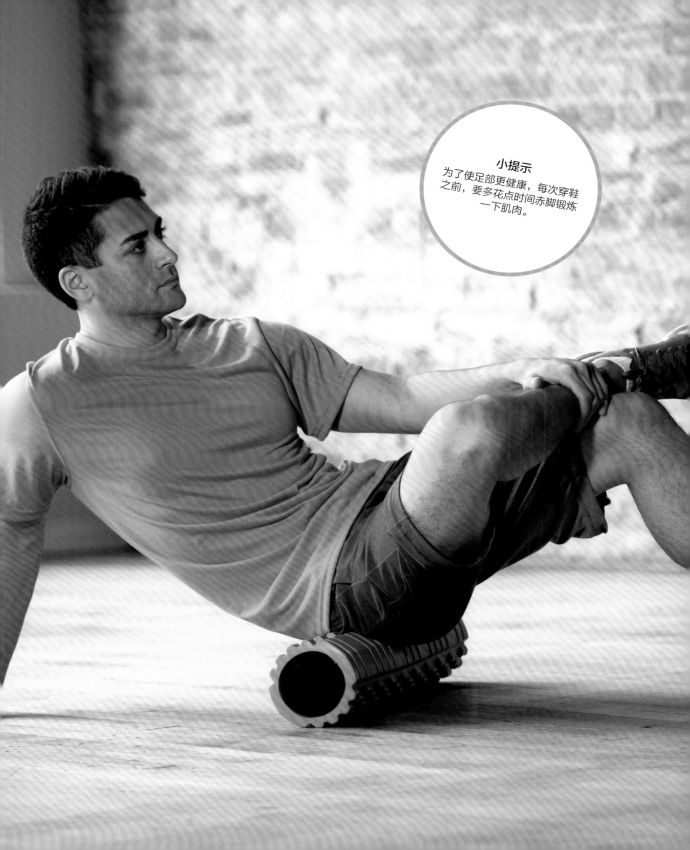

小提示
为了使足部更健康，每次穿鞋
之前，要多花点时间赤脚锻炼
一下肌肉。

积极的 生活方式

遛狗、修剪草坪或照顾小孩这些日常活动都需要身体的关键部位具有一定的活动能力，同时核心的稳定可保护脊柱。规律进行以下练习方案，可使生活方式充满活力。

准备

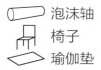

泡沫轴
椅子
瑜伽垫

练习

○ 按顺序进行练习。
○ 每个练习持续30~45秒。
○ 深呼吸，放松肌肉。
○ 如果维持完美的姿势太难，可以调整练习或者做下一项练习。

	练习	工具	页码
1	脊柱修复		90
2	背阔肌松解		114
3	鸟犬式		22
4	脊柱伸展		92
5	前臂滑墙		122
6	内收肌幻椅式蹲起		40
7	平板支撑进阶		16
8	坐位胸廓旋转		26

内收肌幻椅式蹲起 ▶

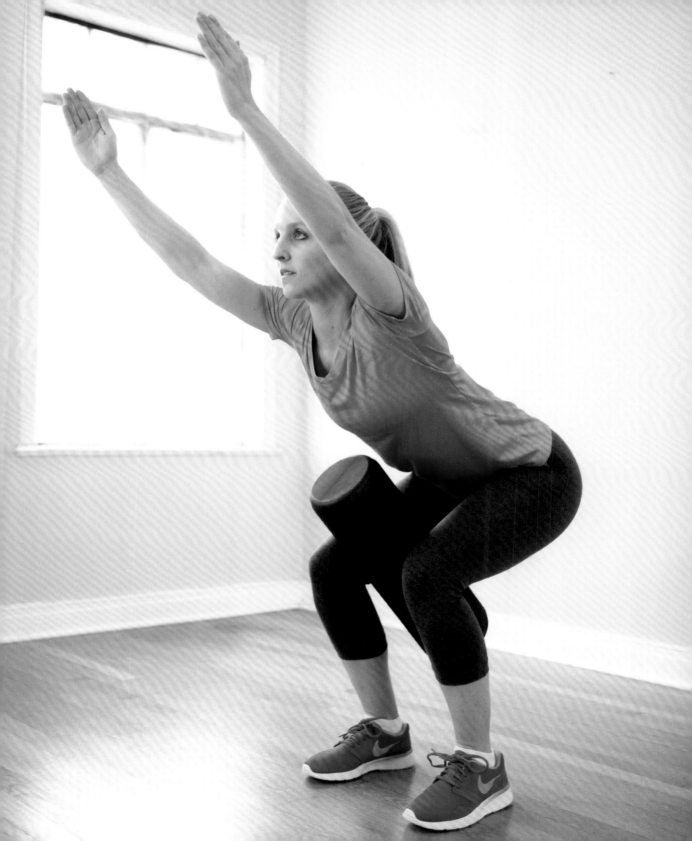

日常调整

在日常运动中，按摩放松肌肉和进行一些基础旋转运动练习可以更多地激活身体的运动能力。跟着这个简单的方案练习，让你的身体保持最好的工作状态。

准备

○ 按摩球
⬭ 泡沫轴
◇ 瑜伽垫

练习

◦ 按顺序进行训练。
◦ 每个练习持续30~45秒。
◦ 监控疼痛程度并相应地调整压力。
◦ 深呼吸放松身体。

	练习	工具	页码
1	足部定点松解	○	87
2	大腿外侧和髋部松解	⬭	62
3	大腿内侧松解	⬭	68
4	脊柱修复	⬭	90
5	侧卧位胸廓旋转	⬭	30
6	屈髋转体	⬭	24

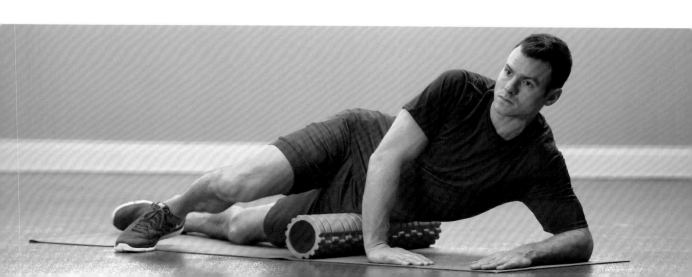

过头运动

如清洁窗户、堆叠架子、在黑板上写字这些动作都很容易使你的手臂和肩部过度劳累。如果你必须经常将手高举过头顶，你可以完成这些练习来放松肌肉，预防受伤。

准备

- 泡沫轴
- 按摩球
- 按摩棒
- 瑜伽垫

练习

- 按顺序进行练习。
- 每个练习持续30~45秒。
- 深呼吸放松身体。
- 监控肩部疼痛程度并相应地调整压力。

练习	工具	页码
1 脊柱修复		90
2 肩部定点松解		104
3 背阔肌松解		114
4 颈部松解		124
5 上背部定点松解		100
6 肩胛部松动		108
7 脊柱伸展		92

大腿外侧和髋部松解

姿势矫正

从紧身衣到汽车座椅都会造成姿势不良。甚至像划船和骑自行车这样的运动也会有损脊柱健康。定期进行这些练习有助于矫正姿势。

准备

- 泡沫轴
- 半圆形泡沫轴
- 瑜伽垫

练习

- 按顺序进行练习。
- 每个练习持续30~45秒。
- 监控疼痛程度并相应地调整压力。
- 调整太容易的练习，或者增加重复次数。

练习	工具	页码
1 脊柱修复		90
2 脊柱伸展		92
3 背阔肌松解		114
4 前臂滑墙		122
5 股四头肌松解		58
6 臀桥		54
7 泡沫轴前推		18
8 直腿抬高		32
9 过头深蹲		36

背阔肌松解

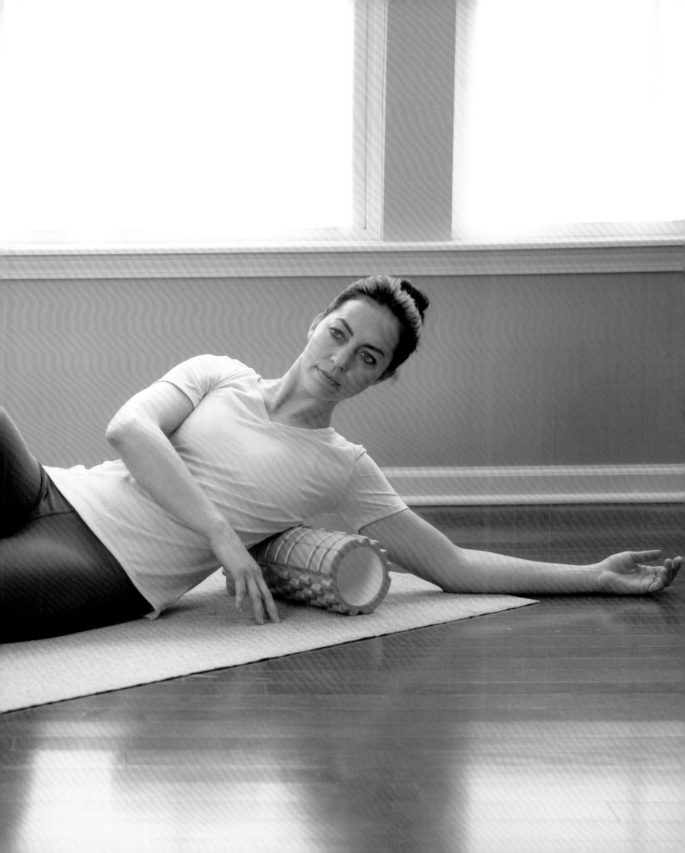

缓解紧张

日常生活中无论什么样的压力往往都会转化为肌肉紧张。此方案中的练习可以放松身体可能承受压力最大的区域，这样你的身体就能感觉更轻盈、更放松、更无痛。

准备

- ○ 按摩球
- ⊘ 按摩棒
- ▭ 泡沫轴
- ▱ 瑜伽垫

练习

- ○ 按顺序进行练习。
- ○ 每个练习持续30~45秒。
- ○ 深呼吸，放松全身肌肉。
- ○ 在安静没有干扰的环境下每侧练习10分钟。

	练习	工具	页码
1	手掌定点松解	○	128
2	颈部松解	⊘	124
3	肩部定点松解	○	104
4	中背部定点松解	○	100
5	髋旋转肌定点松解	○	44
6	足部定点松解	○	87
7	脊柱伸展	▭	92

活动受限

关节会因你的习惯性不良姿势而变得僵硬。所以如果你长时间保持一个姿势，你的关节就会失去灵活性。做这些练习可以松解身体常见的关节僵硬。

准备

泡沫轴
椅子
瑜伽垫

练习

○ 按顺序进行练习。
○ 每个练习持续30~45秒。
○ 监控疼痛程度并相应地调整压力。
○ 如果很难保持良好姿势，可以调整练习。

练习	工具	页码
1 髋屈肌松解		42
2 股四头肌松解		58
3 脊柱修复		90
4 前臂滑墙		122
5 泡沫轴走步		20
6 坐位胸廓旋转		26
7 半跪式核心转体		28

作用
用泡沫轴滚压关节周围肌肉从而松解损伤后的粘连，提高灵活性。

全身放松

当你结束一天工作后需要放松时，这个练习方案能够完美满足你的需求。5个练习，足够用闲余时间完成最好的内容。随着缓慢、深沉地呼吸，完成练习后，你会感觉到压力消失了。

准备

○ 按摩球
▭ 泡沫轴
／ 按摩棒
▱ 瑜伽垫

练习

○ 按顺序进行练习。
○ 每个练习持续30~45秒。
○ 深呼吸同时放松全身肌肉。
○ 充分暴露疼痛部位，让肌肉与工具充分接触。

练习		工具	页码
1	下背部定点松解	○	96
2	中背部松解	▭	98
3	脊柱修复	▭	90
4	脊柱伸展	▭	92
5	颈部解展	／	124

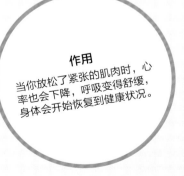

作用
当你放松了紧张的肌肉时，心率也会下降，呼吸变得舒缓，身体会开始恢复到健康状况。

下背部定点松解 ▶

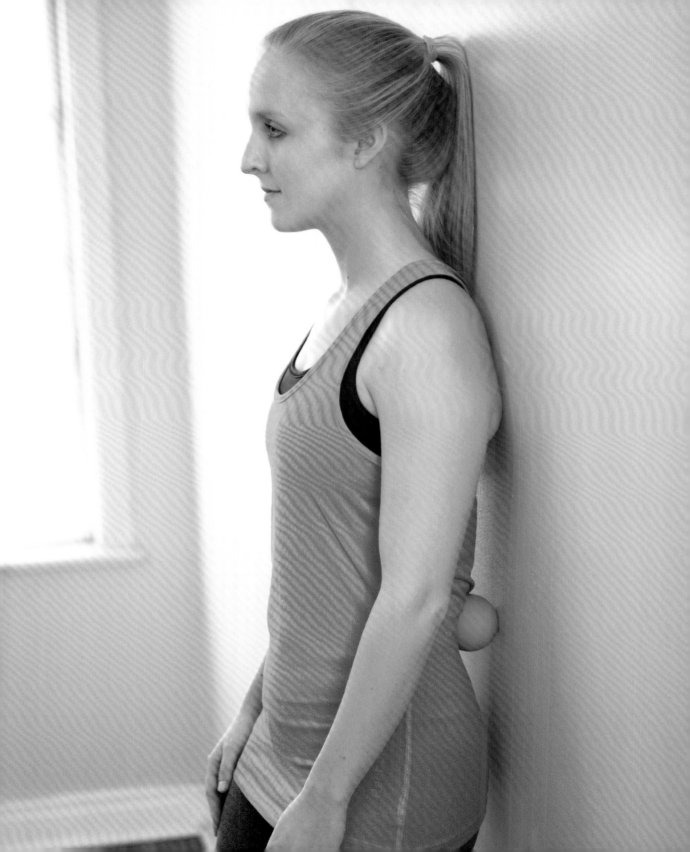

周末战士

如果你是一个上班白领，只有周末进行锻炼，那么这个方案就能满足你锻炼身体的期望。这一全面的练习可以在运动前激活肌肉，也可以将其作为主要运动。

准备

○ 按摩球
▭ 泡沫轴
▱ 瑜伽垫

练习

○ 按顺序进行练习。
○ 每个练习持续30~45秒。
○ 监控疼痛程度并相应地调整压力。
○ 在第1个练习时脱掉鞋，以提升其他练习的平衡性。

足部定点
松解 ▶

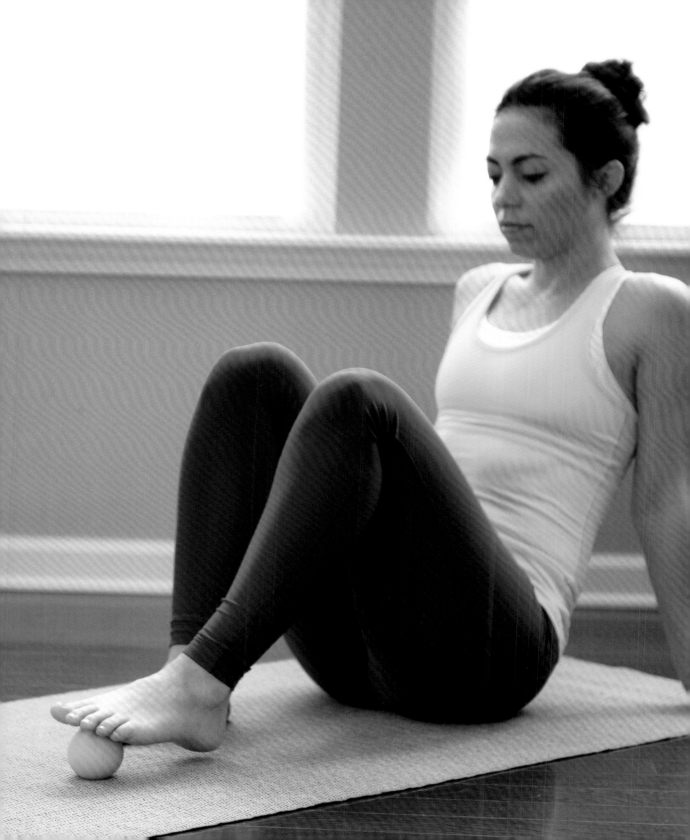

年龄变化

身体的灵活性会随着年龄的增长而渐渐降低。经常使用泡沫轴滚压肌肉，能降低运动相关损伤的风险。这些练习能够让肌肉保持柔韧和本体感觉良好的状态。

准备

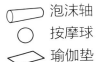

泡沫轴

按摩球

瑜伽垫

练习

- 按顺序进行练习。
- 每个练习持续30~45秒。
- 监控疼痛程度并相应地调整压力。
- 在难以维持练习姿势时，可以靠着墙或椅背进行练习。

	练习	工具	页码
1	胸部松解		110
2	中背部激活		102
3	髋屈肌定点松解		43
4	小腿前侧定点松解		76
5	鸟犬式		22
6	足部定点松解		87

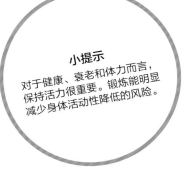

小提示

对于健康、衰老和体力而言，保持活力很重要。锻炼能明显减少身体活动性降低的风险。

疼痛管理

生活压力有时足以让你全身疼痛，如果你的关节及其周围的肌肉出现疼痛，可以用以下的方案处理常见紧张的部位。

准备

- ○ 按摩球
- ⟋ 按摩棒
- 🪑 椅子
- ◇ 瑜伽垫

练习

- ○ 按顺序进行练习。
- ○ 每个练习持续30~45秒。
- ○ 深呼吸同时放松全身肌肉。
- ○ 增加或减少压力，以保证能有效地缓解不适。

	练习	工具	页码
1	手掌定点松解	○	**128**
2	颈部松解	⟋	**124**
3	胸部定点松解	○	**112**
4	肩部定点松解	○	**104**
5	中背部定点松解	○	**100**
6	腘绳肌定点松解	○	**66**
7	臀部肌群定点松解	○	**52**
8	股四头肌定点松解	○	**60**
9	小腿后侧定点松解	○	**80**
10	足部定点松解	○	**87**

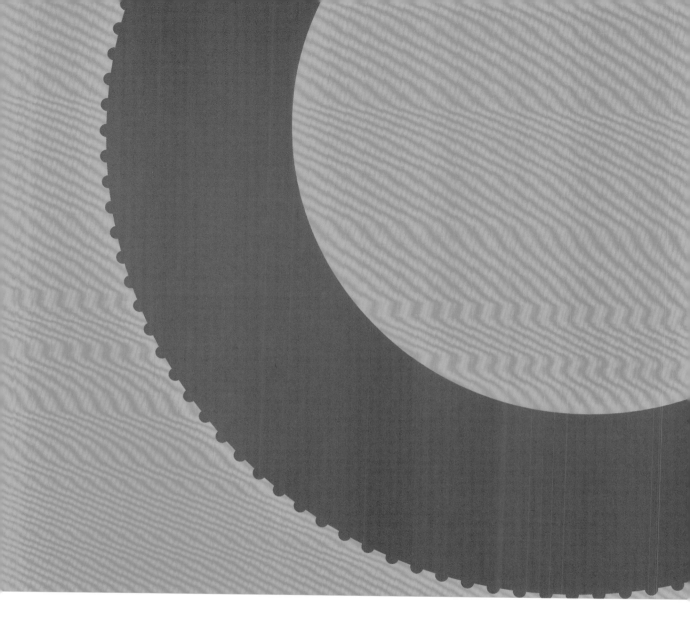

7 运动方案

运动前

运动前需要为你的肌肉提供动态的热身活动，除了一些挑战性的、积极的动作外，建议常规加入尽可能多的泡沫轴练习。这些练习可以帮助你放松肌肉，预防运动损伤。

准备

⬭ 泡沫轴
⬭ 半圆形泡沫轴
⬭ 瑜伽垫

练习

○ 按顺序进行练习。
○ 每个练习持续30~45秒。
○ 深呼吸，放松肌肉。
○ 第5~8个练习要保持适中的速度，以加速血液循环。

作用

温和地热身可以升高心率、松动关节并使肌肉血流加速。

练习	工具	页码
1 臀部肌群松解		50
2 股四头肌松解		58
3 大腿外侧和髋部松解		62
4 脊柱修复		90
5 直腿抬高		32
6 直腿臀桥		56
7 泡沫轴前推		18
8 过头深蹲		36

直腿抬高 ▶

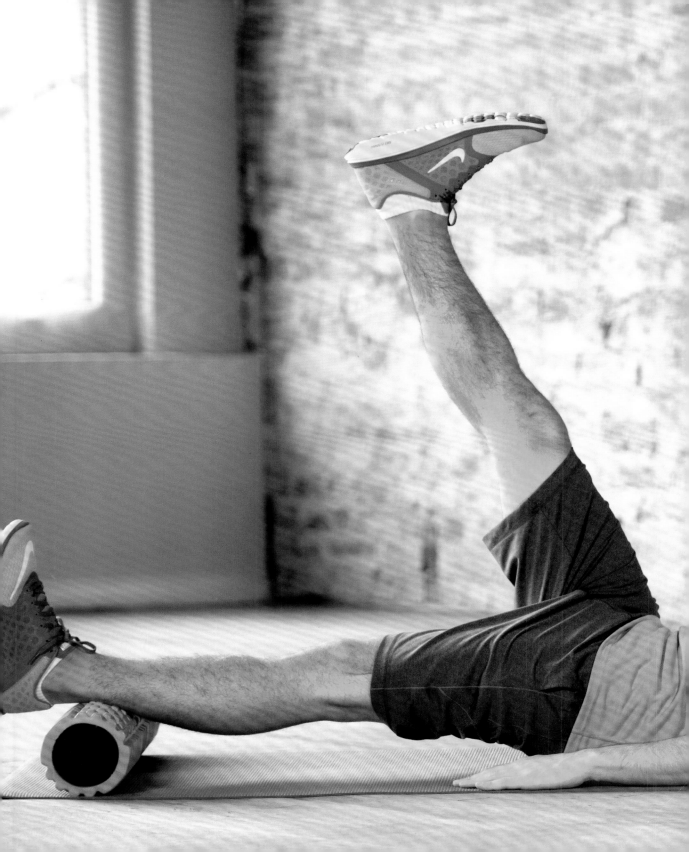

运动后

在任何一项运动后，你的身体都需要时间来平复心率，最大限度地放松肌肉以恢复活动范围。运动后完成以下方案，可以帮助恢复舒适的呼吸模式和确保运动后的身体灵活性。

准备

- 泡沫轴
- 瑜伽垫

练习

○ 按顺序做练习。

○ 每个练习持续30~45秒。

○ 深呼吸，放松肌肉。

○ 如果完成初次练习后心率仍然较快，请重复以上步骤。

练习	工具	页码
1 泡沫轴走步		20
2 侧卧位胸廓旋转		30
3 鸟犬式		22
4 屈髋转体		24
5 半跪式核心转体		28

泡沫轴走步 ▶

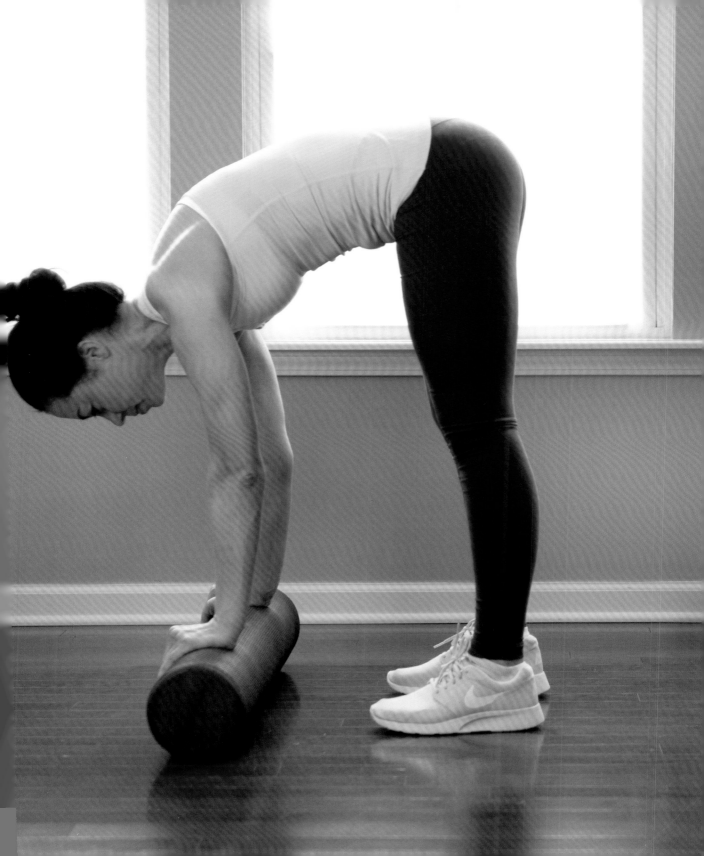

直线运动

像滑雪和跑步这样的直线运动需要核心的稳定性和足踝、髋、脊柱的良好活动性。完成此练习方案可以加强核心和下半身协调性，以更有效地向前运动。

准备

- 按摩棒
- 泡沫轴
- 椅子
- 瑜伽垫

练习

- 按顺序做练习。
- 每个练习持续30~45秒。
- 深呼吸，放松肌肉。
- 练习变得简单后调整难度，或增加重复次数。

练习	工具	页码
1 足弓松解		86
2 大腿内侧松解		68
3 大腿外侧和髋部松解		62
4 蚌式开合		48
5 直腿抬高		32
6 泡沫轴走步		20
7 半跪式核心转体		28
8 平板支撑进阶		16

半跪式核心转体 ▶

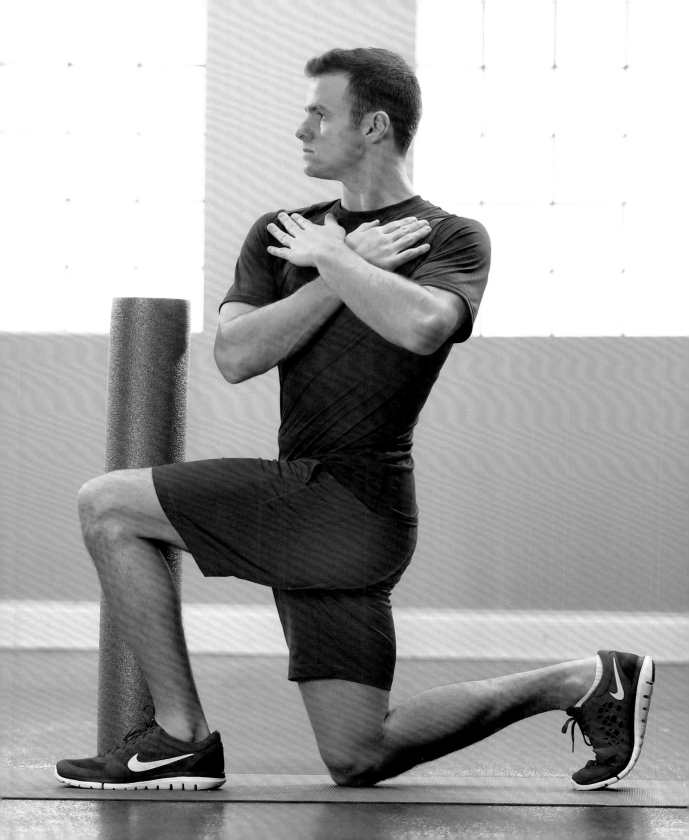

旋转运动

网球、壁球、高尔夫球和板球等运动都要求躯干旋转及下半身运动协调。进行以下练习，可以提高挥拍动作的平衡与稳定性。

准备

- ◯ 按摩球
- ⬭ 泡沫轴
- ⬳ 半圆形泡沫轴
- ⬱ 瑜伽垫

练习

- ◦ 按顺序做练习。
- ◦ 每个练习持续30~45秒。
- ◦ 深呼吸，伸展躯干。
- ◦ 在第1个练习开始时脱掉鞋，以提高其他练习的平衡性。

练习	工具	页码
1 足部定点松解	◯	87
2 脊柱修复	⬭	90
3 背阔肌松解	⬭	114
4 旋转提踵	⬳	82
5 鸟犬式	⬭	22
6 屈髋转体	⬭	24
7 平板支撑进阶	⬭	16
8 弓步转体	⬭	38

弓步转体 ▶

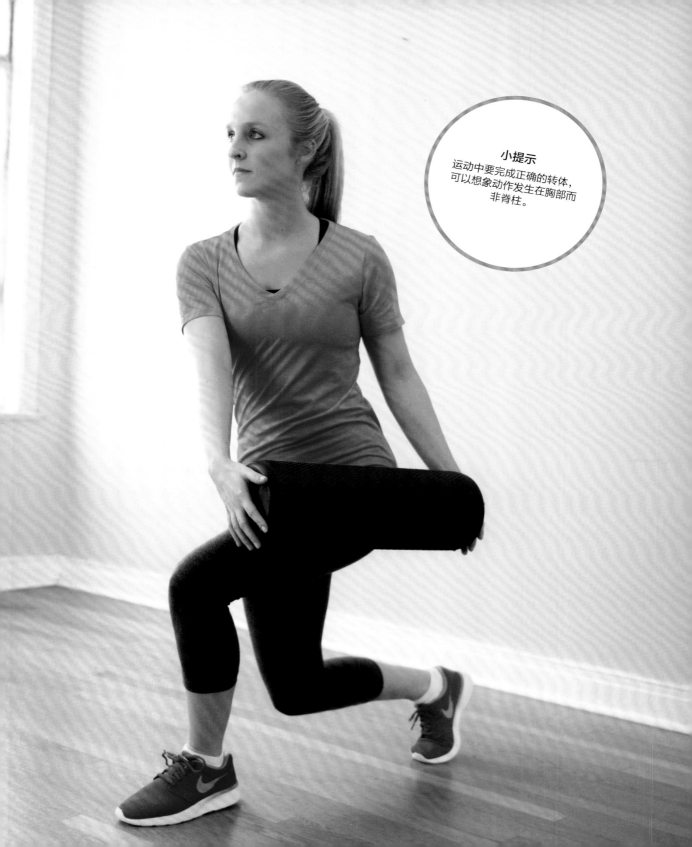

小提示
运动中要完成正确的转体，
可以想象动作发生在胸部而
非脊柱。

过头运动

像游泳和排球这样的过头运动，需要强壮灵活的肩关节和上半身肌肉来安全地完成伸够动作。做以下这些练习可以提高肩部的灵活性。

准备

泡沫轴
半圆形泡沫轴
瑜伽垫

练习

- 按顺序做练习。
- 每个动作持续30~45秒。
- 深呼吸，放松肌肉。
- 当一项练习变得简单时，增加重复次数。

练习	工具	页码
1 脊柱修复		90
2 背阔肌松解		114
3 中背部激活		102
4 肩胛部松动		108
5 肩前部松解		107
6 前臂滑墙		122
7 泡沫轴前推		18
8 过头深蹲		36

过头深蹲

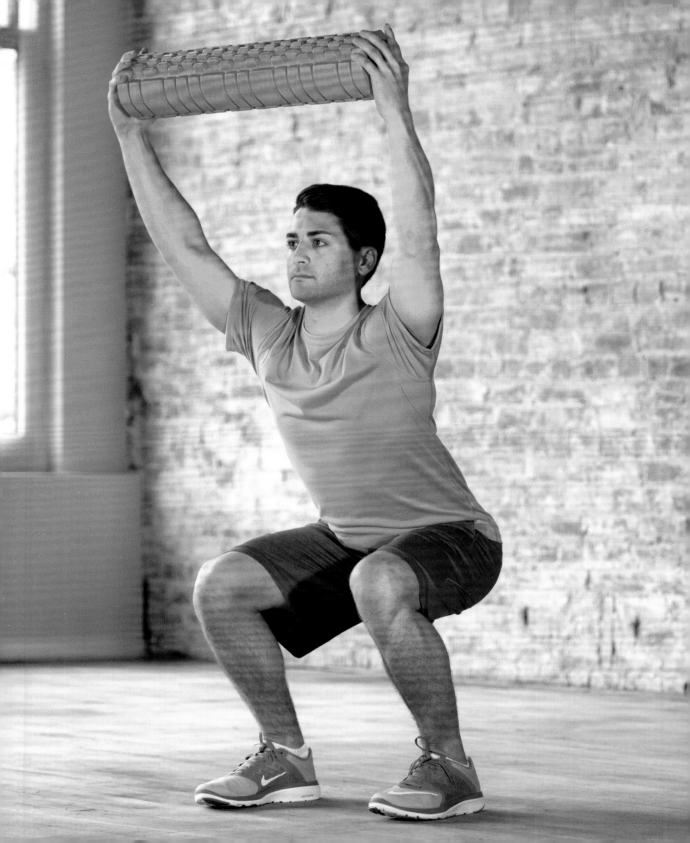

索引

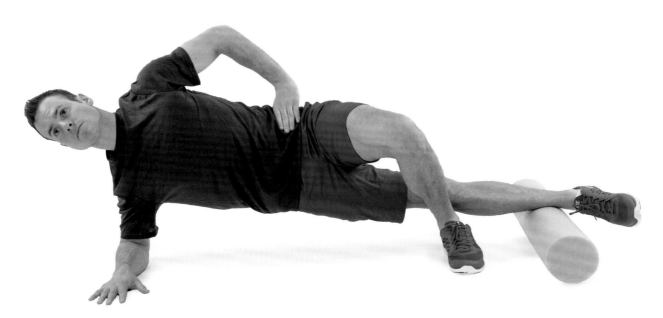

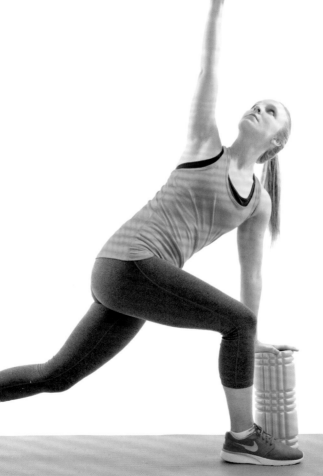

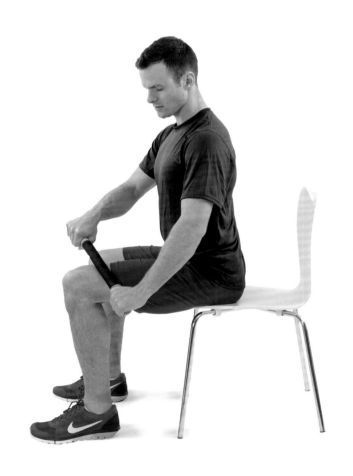

作者

山姆·伍德沃斯是一位拥有美国波尔大学运动科学学位的私人教练，拥有功能运动系统（FMS）专家2级认证，EBFA赤足训练专家2级认证。山姆致力于帮助人们远离疼痛，无障碍回归休闲生活和工作，并提供可以自我健康运动的工具。作为私人教练，山姆使用泡沫轴和其他肌筋膜松解工具帮助会员增加身体灵活性和稳定性，消除疼痛，促进身体恢复。可以通过访问网站，咨询山姆关于功能运动的问题，获取更多信息，网址：samwoodworth-triner.com。

致谢

首先，要特别感谢我的妈妈凯伦·伍德沃斯，毫无疑问，她是我生命中对我最有影响的人，我拥有的一切都归功于她毫无保留的爱和辛苦的工作。在这里，也要感谢阿特·布罗克和特蕾沙·罗杰斯，是你们在6年前给我机会让我成为私人教练，可以开始帮助他人和做自己喜欢的工作，从而造就了现在的我。最后，要感谢你，我的编辑安·巴顿：毫无疑问，你改变了我的生活。因为你给我这个机会，让我可以影响到如此众多的人，给他们的生活带去一些积极健康的影响。感谢你们，感谢所有人。

出版者

出版社特别感谢山姆·伍德沃斯，感谢模特妮基·沃德尔、科特·波斯特、奥尔加·阿尔赫托瓦！

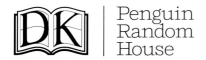

著作权合同登记号　图字：01-2019-3855

图书在版编目（CIP）数据

DK 泡沫轴练习 /（美）山姆·伍德沃斯 (Sam Woodworth) 著；汪黎明，廖远朋译 . — 北京：
北京科学技术出版社，2019.10
　　书名原文：Foam Roller Exercises
　　ISBN 978-7-5714-0455-0

Ⅰ . ① D… Ⅱ . ① 山… ② 汪… ③ 廖… Ⅲ . ① 筋膜疾病—按摩 Ⅳ . ① R454.4

中国版本图书馆 CIP 数据核字（2019）第 164031 号

DK 泡沫轴练习

作　　者：〔美〕山姆·伍德沃斯	译　　者：汪黎明　廖远朋
责任印制：吕　越	责任编辑：于庆兰
出 版 人：曾庆宇	图文制作：北京永诚天地艺术设计有限公司
社　　址：北京西直门南大街 16 号	出版发行：北京科学技术出版社
电话传真：0086-10-66135495（总编室）	邮　　编：100035
0086-10-66161952（发行部传真）	0086-10-66113227（发行部）
电子信箱：bjkj@bjkjpress.com	
经　　销：新华书店	网　　址：www.bkydw.cn
开　　本：889mm×1194mm　1/16	印　　刷：鸿博昊天科技有限公司
字　　数：200 千字	印　　张：12
版　　次：2019 年 10 月第 1 版	印　　次：2019 年 10 月第 1 次印刷

ISBN 978-7-5714-0455-0/R · 2661

定价：89.00 元